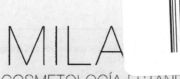

MILADY
COSMETOLOGÍA ESTANDAR

REVISIÓN DEL
EXAMEN

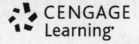

Australia • Brasil • México • Singapur • Reino Unido • Estados Unidos

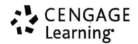
CENGAGE
Learning·

Revisión del examen del curso de Cosmetología estándar de Milady

Autores:
  Milady

Directora ejecutiva, Milady:
  Sandra Bruce

Directora de producto:
  Corina Santoro

Gerente de producto:
  Philip I. Mandl

Desarrolladora ejecutiva de contenidos:
  Jessica Mahoney

Desarrolladora auxiliar de contenidos:
  Sarah Prediletto

Asistentes de producto:
  Harry Garrott Michelle Whitehead

Director ejecutivo de ventas y comercialización:
  Gerard McAvey

Gerente de comercialización:
  Elizabeth Bushey

Directora ejecutiva de producción:
  Wendy Troeger

Directora de Producción:
  Patty Stephan

Gerente ejecutivo de proyectos de contenido:
  Nina Tucciarelli

Director artístico ejecutivo:
  Benj Gleeksman

Imágenes de la portada:
  Peinado de Ted Gibson.

Fotografía de Joseph y Yuki Paradiso

Maquilladora:
  Valenté Frazier

Para obtener información sobre los productos y asistencia tecnológica, contáctese con nosotros llamando al **Servicio al cliente y de ventas de Cengage Learning, 1-800-354-9706**

Si desea obtener una autorización para usar este material, envíe todas las solicitudes mediante nuestro sitio en Internet en **www.cengage.com/permissions.** Cualquier otra pregunta referente a autorizaciones se puede enviar por correo electrónico a **permissionrequest@cengage.com**

Número de control de la Biblioteca del Congreso: 2 0 1 4 9 5 0 2 7 9

ISBN: 978-1-285-76958-5

Milady
20 Channel Center Street
Boston, MA 02210
EE. UU.

Cengage Learning es un proveedor líder de soluciones de aprendizaje personalizadas con empleados con domicilio en casi 40 países diferentes y ventas en más de 125 países en todo el mundo. Encuentre su representante local en **www.cengage.com**

En Canadá, Nelson Education, Ltd. representa los productos de Cengage Learning.

Para soluciones de aprendizaje permanente, visite **www.milady.com**

Compre cualquiera de nuestros productos en la tienda de su escuela de belleza local o en su tienda en línea preferida **www.cengagebrain.com**

Visite nuestro sitio web corporativo en **cengage.com**

Aviso al lector
La editorial no garantiza ni avala ninguno de los productos descritos en el presente, ni realiza análisis independiente alguno en relación con ningún tipo de información sobre los productos contenidos en el presente. La editorial no asume ningún tipo de obligación de obtener ni incluir información ajena a la brindada por el fabricante y renuncia de forma expresa a ella. Se aconseja expresamente al lector que tenga en cuenta y adopte todas las precauciones de seguridad que se indican en las actividades descritas aquí para evitar posibles peligros. El lector asume voluntariamente todos los riesgos relacionados con las instrucciones aquí mencionadas. La editorial no ofrece declaraciones ni garantías de ningún tipo como, entre otras, la garantía de que los bienes son idóneos para los fines específicos o de que las condiciones son aptas para la venta. Dichas declaraciones tampoco se infieren respecto del material expuesto aquí. La editorial no se responsabiliza por dicho material. La editorial no se responsabiliza por daños ni perjuicios especiales, indirectos o punitorios, ocasionados, en su totalidad o en parte, por el uso o la confianza del lector en este material.

Printed at CLDPC, USA, 08-22

CONTENIDO

PREFACIO

Este libro de revisión del examen contiene preguntas similares a las que pueden encontrarse en los exámenes de obtención de la licencia estatal para ejercer en el área de cosmetología. Contiene preguntas de opción múltiple, ampliamente adoptadas y aprobadas por la mayoría de las direcciones de autorizaciones estatales.

Los grupos de preguntas se han organizado según cada capítulo del libro de texto de *Cosmetología estándar de Milady*. Para aprovechar al máximo este libro, es recomendable repasar los contenidos de la materia al poco tiempo de haberse desarrollado el tema en la clase. Luego de completar los exámenes de los capítulos, utilice las respuestas que se encuentran al final de cada revisión del examen para confirmar las respuestas correctas. Para esta edición, el número de página también aparece para indicar dónde debe uicar la respuesta en esta edición de *Cosmetología estándar de Milady*.

Este libro de revisión pretende actualizar y asegurar un conocimiento básico de control de infecciones, anatomía, fisiología y el negocio de los salones aplicable al cosmetólogo profesional. También trata temas importantes como las pautas para la consulta con el cliente, la seguridad química en el salón y los procedimientos básicos, al igual que algunos de los aspectos más creativos y avanzados de la profesión.

Si bien la revisión del examen sirve como excelente guía a fin de que el alumno prepare el examen de obtención de la licencia estatal, también puede resultar útil para el cosmetólogo experimentado. Proporciona un estándar confiable a partir del cual los profesionales pueden medir su conocimiento, su comprensión y sus aptitudes.

Además, la revisión de este material ayudará a los alumnos y a los profesionales a comprender más a fondo los alcances de su trabajo, a medida que responden preguntas sobre las habilidades prácticas de cosmetología y el estudio de la teoría subyacente. Dado que las revisiones están redactadas para la edición más reciente del libro de textos de *Cosmetología estándar de Milady*, el uso que los profesionales hagan de este material también les permitirá acceder al conocimiento y la información más recientes en el sector.

HISTORIA Y OPORTUNIDADES PROFESIONALES

CAPÍTULO **1**

1. La civilización africana tenía una variedad de estilos de peinados que se utilizaban como símbolos de tradiciones tribales y transmitían un mensaje de edad, estado civil, _____ y jerarquía.
   - **a.** postura política
   - **b.** creencias religiosas
   - **c.** poder
   - **d.** educación

   _____

2. ¿Cuál de las siguientes fue la primera civilización en infundir aceites esenciales de las hojas, las cortezas y los brotes de plantas para utilizarlos como perfumes y con fines purificantes?
   - **a.** China
   - **b.** Egipcia
   - **c.** Romana
   - **d.** Griega

   _____

3. Los antiguos _____ fueron los primeros en cultivar la belleza de un modo extravagante.
   - **a.** egipcios
   - **b.** romanos
   - **c.** griegos
   - **d.** chinos

   _____

4. Para lograr una imagen de mayor inteligencia durante el Renacimiento, las mujeres _____.
   - **a.** utilizaban preparaciones labiales de colores brillantes
   - **b.** se teñían el cabello de negro o castaño oscuro
   - **c.** usaban ropa sencilla
   - **d.** se afeitaban las cejas y el contorno del cuero cabelludo

   _____

5. Durante la Edad Media, las mujeres utilizaban maquillaje de color sobre _____.
   - **a.** las orejas
   - **b.** las manos
   - **c.** los labios
   - **d.** los ojos

   _____

6. En la Antigua Roma las mujeres usaban el color del cabello para indicar _____.
   - **a.** su riqueza personal
   - **b.** su clase social
   - **c.** su estado civil
   - **d.** su nivel de educación

   _____

1

7. Los antiguos griegos utilizaban perfumes y cosméticos en abundancia para el aseo personal, con fines medicinales y _____.
   a. en ritos religiosos
   b. en ritos funerarios
   c. en ritos sociales
   d. en eventos familiares
   ____

8. Durante _____ las mujeres utilizaban henna para teñir el cabello y las uñas de un color rojo cálido e intenso.
   a. la Era egipcia
   b. la Época Victoriana
   c. el Renacimiento
   d. la Edad Media
   ____

9. Si fuera una mujer de clase media durante la antigua Roma, se teñiría el cabello de color _____ para indicar su clase social.
   a. marrón
   b. negro
   c. rubio
   d. rojo
   ____

10. Las mujeres victorianas _____ para inducir el color natural.
    a. se aplicaban rubor
    b. se pellizcaban las mejillas
    c. se aplicaban pintura de labios
    d. se aplicaban ingredientes naturales
    ____

11. El comienzo de _____ trajo prosperidad a los Estados Unidos y todas las formas de belleza comenzaron a seguir las tendencias que imponían las celebridades y figuras famosas de la sociedad.
    a. la Primera guerra mundial
    b. la Gran depresión
    c. la industrialización
    d. las líneas de montaje
    ____

12. El maquillaje que fabricó _____ era popular entre las estrellas de cine porque no se apelmazaba ni se agrietaba, ni siquiera bajo el calor de las luces de los estudios de filmación.
    a. Max Factor
    b. Charles Revson
    c. Mary Kay
    d. Charles Nessler
    ____

13. En los años 30, Gloria Swanson y _____ ayudaron a poner de moda la nueva tendencia de laca para uñas al usar colores que combinaban en los dedos de las manos y los pies.
    a. Marilyn Monroe
    b. Lillian Gish
    c. Elizabeth Taylor
    d. Jean Harlow
    ____

2

14. En 1925, los Barberos y esteticistas superiores asociados de los Estados Unidos (AMBBA, Associated Master Barbers and Beauticians of America) fundaron el Consejo nacional de educación, con el objetivo de estandarizar los requisitos de las escuelas para barberos, establecer un plan de estudios y promover _____.

    a. los protocolos de compra

    b. los precios del servicio

    c. las leyes de certificación estatal

    d. el código de vestimenta profesional

15. La invención de la primera coloración sin amoníaco estuvo a cargo de _____ en 1985.

    a. Vidal Sasson   **c.** Trevor Sorbie

    b. Farouk Shami   **d.** Noel DeCaprio

16. _____ posee la llave para el desarrollo individual y la motivación profesional, le proporciona conocimiento y confianza, y le brinda la mejor oportunidad para potenciar su carrera y alcanzar el verdadero éxito.

    a. La educación continua

    b. La creación de redes de contactos

    c. La educación escolar básica

    d. La actitud profesional

17. _____ brinda una conexión entre los salones y su personal y el resto de la industria de la belleza al proporcionar información acerca de nuevos productos, nuevas tendencias y nuevas técnicas.

    a. El instructor de salón

    b. El educador de fabricante

    c. El especialista en coloración

    d. El consultor de ventas

18. A fin de obtener experiencia en brindar servicios de peluquería en estudios cinematográficos y televisivos, debe estar preparado para _____ durante un tiempo.

    a. trabajar solo unas pocas horas al día

    b. trabajar como voluntario

    c. trabajar sin implementos

    d. unirse inmediatamente a un sindicato

19. Para ser un gerente de salón exitoso, debe tener conocimientos de matemáticas y contabilidad, y comprender sobre _____.

a. anatomía
b. comercialización
c. química
d. fisiología

20. _____ inventó el rizador de cabello.

a. Vidal Sassoon
b. Max Factor
c. Marcel Grateau
d. Sarah Breedlove

21. La mayoría de los fabricantes considera que el director creativo debe _____ y ser la fuerza motora detrás del éxito de la marca.

a. ocupar un puesto
en el nivel ejecutivo
b. ocupar un puesto
en el nivel medio
c. ocupar un puesto
en un nivel inferior
d. ocupar un puesto
de primera línea

22. En 1932, el químico neoyorquino Lawrence Gelb introdujo el primer producto de coloración permanente para el cabello y fundó una compañía llamada _____.

a. L'Oreal
b. Nexus
c. Wella
d. Clairol

23. A la persona que se le adjudica el acuñamiento del término *spa de día* es _____.

a. Sarah Breedlove
b. Marcel Grateau
c. Noel DeCaprio
d. Madam C.J. Walker

24. El icono de la belleza que transformó el mundo de la peluquería con sus revolucionarios cortes geométricos fue _____.

a. Max Factor
b. Vidal Sassoon
c. Charles Nessler
d. Reina Nefertiti

25. La segunda mitad del siglo XX fue testigo de la aparición del rímel en tubo, la mejora en los productos para el cuidado del cabello y de las uñas, y del auge y _____ de la cita semanal en el salón de belleza.

a. la extinción
b. la proliferación
c. el crecimiento
d. la declinación

2 HABILIDADES PRÁCTICAS

1. Las metas a corto plazo son aquellas que generalmente se pueden alcanzar en _____ o menos.
   a. un día
   b. un año
   c. un mes
   d. una semana
   ____

2. ¿Cuál de los siguientes términos se refiere a los principios morales en los que nos basamos para vivir y trabajar?
   a. Igualdad
   b. Emociones
   c. Ética
   d. Justicia
   ____

3. La capacidad para lidiar con situaciones difíciles surge de tener _____.
   a. habilidades para la vida bien desarrolladas
   b. metas profesionales específicas
   c. una sonrisa perfecta
   d. una base familiar fuerte
   ____

4. Todas las siguientes son razones por las que los cosmetólogos deben estudiar y comprender bien las habilidades para la vida *excepto*: _____.
   a. Tener buenas habilidades para la vida elimina la necesidad de la autoestima.
   b. Las habilidades para la vida bien desarrolladas ayudan a tratar con situaciones complicadas.
   c. Practicar habilidades para la vida produce una carrera más satisfactoria y productiva.
   d. Las habilidades para la vida lo ayudan a mantener positivas las interacciones con los clientes.
   ____

5. ¿Cuál de los siguientes es uno de los Pasos a seguir para alcanzar el éxito?
   a. Siempre intentar conocer la definición de éxito de su gerente del salón.
   b. Demostrar respeto solamente hacia las personas que le pueden ayudar en su carrera.
   c. Nunca practicar nuevos comportamientos.
   d. Separar su vida personal de su vida laboral.
   ____

6. ¿Cuál de las siguientes es una de las estrategias recomendadas para administrar el tiempo de manera efectiva?
   a. Adquirir el hábito de la administración del tiempo.
   b. No programar tiempo libre en su día porque el tiempo libre es una pérdida de tiempo.
   c. Siempre trabajar en lo máximo posible, aunque signifique descuidar la actividad física.
   d. Planificar sus compromisos en el tiempo libre.

   _____

7. La comunicación eficaz mejora gracias a la implementación de habilidades verbales y no verbales y a _____.
   a. esbozar una sonrisa cálida   c. hablar suave
   b. escuchar activamente   d. hablar fuerte

   _____

8. Para ser diplomático, debe ser asertivo en lugar de

   _____.

   a. agresivo   c. sensible
   b. inteligente   d. considerado

   _____

9. Se recomienda estudiar durante aquellos momentos que, de lo contrario, podrían convertirse en una pérdida de tiempo, por ejemplo, mientras _____.
   a. descansa lo suficiente
   b. practica nuevas habilidades
   c. escucha a su instructor
   d. espera en el consultorio médico

   _____

10. Cuando le prestamos atención a _____, podemos aprender cómo administrar el tiempo de manera más eficiente.
    a. nuestras   c. nuestro organizador
       inseguridades   interno
    b. nuestros anhelos   d. nuestros sentimientos
                                           de culpa

    _____

11. La autoestima se basa en la fuerza interior y comienza cuando uno confía en sus capacidades para

    _____.

    a. comunicarse con otros   c. hacerse popular
    b. lograr las metas   d. lidiar con los clientes
                                           de forma eficaz

    _____

12. El deseo compulsivo de hacer todo de un modo perfecto se denomina _____.
    a. puntualidad
    b. dilación
    c. profesionalismo
    d. perfeccionismo ____

13. El acto consciente de planificar la vida propia en lugar de dejar que las cosas simplemente sucedan se describe como tener _____.
    a. ambición
    b. un plan de acción
    c. metas
    d. sueños ____

14. _____ o los pensamientos negativos pueden ser contraproducentes y volverse en contra de su habilidad para tener éxito.
    a. El comportamiento inseguro
    b. El ejercicio fuerte
    c. La autocrítica
    d. Las siestas frecuentes ____

15. Dejar para mañana lo que se puede hacer hoy se llama _____.
    a. administración del tiempo
    b. dilación
    c. perfeccionismo
    d. programación ____

16. Para ser exitoso, es importante esforzarse para _____ los demás.
    a. respetar a
    b. criticar a
    c. admirar a
    d. creer en ____

17. Existen tres malos hábitos que le impedirán rendir al máximo: la falta de un plan de acción, la búsqueda del perfeccionismo y _____.
    a. no poder priorizar
    b. la planificación anual
    c. la dilación
    d. el cometer errores ____

18. Una Paso a seguir para alcanzar el éxito sugiere realizar aquello que le permite mantener _____.
    a. un ego elevado
    b. una imagen propia positiva
    c. un carácter agradable.
    d. un enfoque amistoso ____

19. La dilación puede ser un síntoma _____.
    a. de la falta de un plan de acción
    b. del abarcar demasiado al mismo tiempo
    c. de la obsesión por la perfección
    d. de una excelente organización ____

20. _____ implica la realización de todo su potencial.

   a. La autocomplacencia   **c.** La autogestión

   b. El deseo personal   **d.** La realización personal   ____

21. ¿Qué impide a la mente creativa explorar ideas y descubrir soluciones para los desafíos?

   a. La crítica   **c.** El apoyo familiar

   b. La motivación   **d.** El entusiasmo   ____

22. ¿Qué tan extensa debe ser su declaración de objetivos personales?

   a. Un breve resumen   **c.** Una o dos oraciones

   b. Uno o dos párrafos   **d.** Una o dos páginas   ____

23. Para determinar metas posibles, es importante _____.

   a. mantenerse en un plan firme

   b. crear un plan y estudiarlo con frecuencia

   c. evitar cambios frecuentes en el plan

   d. enfocarse en lo que le gusta hoy   ____

24. Para asegurarse de que su comportamiento y sus acciones son congruentes con sus valores, usted mantiene su _____.

   a. imagen personal   **c.** motivación

   b. ética   **d.** integridad   ____

25. La motivación y _____ lo ayudarán a pasar al siguiente nivel en su carrera.

   a. la autoestima   **c.** el compromiso propio

   b. la centralización propia   **d.** la autogestión   ____

CAPÍTULO 3

SU IMAGEN PROFESIONAL

1. Cuando trabaja, su ropa debe ser elegante, cómoda
   y _____.
   a. con muchos accesorios
   b. formal
   c. práctica
   d. colorida _____

2. _____ incluye la postura, la forma de caminar
   y los movimientos que realiza.
   a. El buen estado físico
   b. La presentación física
   c. El problema físico
   d. La actividad física _____

3. La forma de afrontar el impacto negativo de los
   movimientos repetitivos o de los períodos prolongados
   en una sola posición es _____.
   a. el estiramiento y la caminata por intervalos
   b. el uso de zapatos inadecuados
   c. la manipulación corporal regular
   d. la conciencia del sistema vascular del cuerpo _____

4. Existen consecuencias por no mantener una imagen
   profesional en el salón que incluyen la pérdida de clientes,
   la mala reputación y _____.
   a. la pérdida de autoestima
   b. la mala predisposición
   c. la pérdida de amigos
   d. la pérdida de ingresos _____

5. La espalda y los hombros deben estar relajados y
   _____ cuando esté atendiendo al cliente.
   a. ligeramente encorvados
   b. nivelados
   c. levemente arqueados
   d. extendidos _____

6. La tentación de _____ justo antes de atender
   a un cliente porque no planificó con tiempo puede ser
   un desastre.
   a. beber café
   b. enviar un mensaje
      a un amigo
   c. navegar en Facebook
   d. llamar a un amigo _____

7. La ciencia que diseña el lugar de trabajo, además de sus equipos y herramientas para realizar movimientos específicos del cuerpo de manera más cómoda, eficiente y segura es _____.
   a. la economía
   b. la ergonología
   c. la ergonomía
   d. la ecología _____

8. El mantenimiento diario de la limpieza mediante la práctica de buenos hábitos de salud es _____.
   a. la higiene personal
   b. la presentación física
   c. la imagen profesional
   d. la higiene profesional _____

9. La impresión que proyecta a través de su apariencia física y su conducta en el lugar de trabajo es _____.
   a. la higiene personal
   b. la presentación física
   c. la imagen profesional
   d. la higiene profesional _____

10. ¿Cuál de estos artículos debe incluir el paquete de higiene personal?
    a. Lápiz de labios
    b. Cepillo de dientes
    c. Blanqueador de dientes
    d. Goma de mascar _____

11. Como cosmetólogo profesional, debe cepillarse los dientes, usar hilo dental y _____ durante el día cada vez que sea necesario.
    a. loción
    b. antiséptico
    c. perfume
    d. enjuague bucal _____

12. Además de no tener polvo, es importante que su ropa _____.
    a. no tenga manchas
    b. sea nueva
    c. sea costosa
    d. sea colorida _____

13. A fin de ayudar a proteger su ropa del polvo y las manchas, tal vez deba invertir en _____ para usar en el trabajo.
    a. un par de uniformes
    b. un delantal o bata
    c. un par de overoles
    d. ropa con guardas de cinta Scotch _____

14. A fin de asegurarse de estar vestido de forma adecuada para ser exitoso, deberá adaptarse _____.
    a. a sus deseos más profundos   **c.** a la cultura del salón
    b. al clima y al entorno   **d.** a sus metas profesionales   ____

15. Sus zapatos siempre deben ser bajos y _____.
    a. ofrecer buen soporte en el arco   **c.** tener una suela blanda
    b. ser ajustados   **d.** ser flojos   ____

16. Al trabajar, el cuello debe estar _____.
    a. inclinado hacia el cliente
    b. estirado y equilibrado encima de los hombros
    c. inclinado hacia la mano dominante
    d. inclinado lejos de la mano dominante   ____

17. Uno de los objetivos de la ergonomía es lograr que las herramientas del lugar de trabajo sean más seguras y _____.
    a. atractivas   **c.** económicas
    b. flexibles   **d.** eficientes   ____

18. Los rumores negativos y _____ pueden ponerle fin a un ambiente ideal.
    a. la falta de atención   **c.** la simpatía
    b. el carácter maleducado   **d.** la consideración   ____

19. Tener consciencia de la postura y de _____ junto con mejores hábitos de trabajo y las herramientas y equipos adecuados, mejorarán su salud y bienestar.
    a. la altura   **c.** los movimientos
    b. el peso   **d.** la actividad   ____

20. Para trabajar, debe mantener los codos alejados del cuerpo en un ángulo no superior a _____ grados durante períodos prolongados.
    a. 60   **c.** 15
    b. 90   **d.** 25   ____

21. Para trabajar, las muñecas deben estar _____ tanto como sea posible.
    a. derechas o en posición neutra
    b. en posición hacia arriba
    c. en posición doblada
    d. en posición hacia abajo   ____

22. Para trabajar, la pauta adecuada que debe seguir es
_____.

    a. soportar períodos prolongados de movimientos repetitivos ininterrumpidos

    b. mantener la espalda y el cuello relajados

    c. evitar ejercicios periódicos de flexibilidad

    d. usar implementos con diseño ergonómico   ____

23. Los movimientos repetitivos tienen un efecto acumulativo sobre los músculos y _____.

    a. los huesos   **c.** los tendones

    b. las articulaciones   **d.** la piel   ____

24. Para evitar lesiones relacionadas con la ergonomía, puede utilizar _____.

    a. un soporte para la espalda   **c.** una alfombra anti estrés

    b. soportes para las rodillas   **d.** una envoltura corporal con calor   ____

25. Establecer una imagen profesional en línea es una característica esencial para _____.

    a. el espíritu   **c.** la persona

    b. la imagen del edificio   **d.** la popularidad del edificio   ____

CAPÍTULO 4 COMUNICACIÓN PARA ALCANZAR EL ÉXITO

1. Las habilidades comunicacionales buenas reducen
   _____ en el lugar de trabajo.
   a. la armonía
   b. la compatibilidad
   c. los conflictos
   d. la consistencia
   ____

2. Para manejar un cliente insatisfecho con un servicio, la
   meta principal es _____.
   a. convencer al cliente que usted es quien tiene la razón
   b. lograr que el cliente se sienta satisfecho y desee
      regresar más adelante
   c. lograr que el cliente se retire del salón lo más
      rápido posible
   d. satisfacer completamente al cliente, sin importar el costo ____

3. Las habilidades para las relaciones humanas y las
   comunicaciones eficaces establecen _____,
   aceleran el crecimiento profesional y promueven un
   ambiente positivo de trabajo.
   a. valores firmes
   b. la ética profesional
   c. conversaciones estimulantes
   d. relaciones duraderas con los clientes
   ____

4. El sexto paso del Método de consulta de 10 pasos es
   _____.
   a. revisar el formulario de admisión
   b. determinar y calificar las preferencias del cliente
   c. mostrar y comentar
   d. hablar sobre el mantenimiento y las correcciones
   ____

5. Un paso práctico para comunicarse con éxito en el lugar
   de trabajo es _____.
   a. prestar poca atención
   b. creer en uno mismo
   c. hablar más y escuchar menos
   d. reaccionar en lugar de responder
   ____

6. La habilidad de entender a las personas es _____
   para desempeñarse con eficacia en muchas industrias.
   a. la clave
   b. irrelevante
   c. incidental
   d. intrascendente
   ____

7. Para lograr la lealtad y _____ del cliente, siempre mantenga una actitud positiva.

- **a.** el dinero
- **b.** la afección
- **c.** la confianza
- **d.** el respeto

8. Si un cliente solicita un corte o un color específico que vio en una celebridad y que no puede conseguir, deberá _____.

- **a.** crear un diseño propio e ignorar las especificaciones y preferencias del cliente
- **b.** rechazar el servicio y decirle al cliente que ese corte o esa coloración no le sentará bien
- **c.** realizar el servicio porque así lo solicitó el cliente
- **d.** desarrollar un plan, ofrecerle una opción alternativa y determinar objetivos a futuro

9. Posiblemente, desee programar clientes que _____ llegan tarde en el último turno del día o tal vez quiera pedirles que lleguen antes del horario establecido.

- **a.** habitualmente
- **b.** nunca
- **c.** con poca frecuencia
- **d.** ocasionalmente

10. Cuando se encuentra con un cliente mayor por primera vez, debería _____.

- **a.** dirigirse de manera formal
- **b.** dirigirse con aires de grandeza
- **c.** dirigirse por su nombre de pila
- **d.** preguntarle cómo desea que se dirija

11. Para interactuar y comunicarse con los colegas, trate con empeño ser _____ y evitar verse involucrado en disputas y grupos cerrados.

- **a.** seguro
- **b.** agresivo
- **c.** objetivo
- **d.** distante

12. Como cosmetólogo, no intente asumir el papel de _____, guía, sustituto de los padres o instructor motivacional para cualquiera de sus clientes.

- **a.** experto en coloración
- **b.** consejero
- **c.** conocido profesional
- **d.** persona que escucha en forma educada

13. Si durante una conversación un cliente revela demasiados detalles personales, se recomienda _____ o encontrar un motivo para retirarse y luego, al regresar, cambiar el tema de conversación u ofrecer un servicio breve de relajación.
- **a.** cambiar el tema
- **b.** revelar un detalle personal suyo
- **c.** finalizar el servicio
- **d.** encender una máquina ruidosa

14. Cuando interactúe y se comunique con sus compañeros de trabajo, debe ser honesto y _____.
- **a.** inconsciente
- **b.** sensible
- **c.** temeroso
- **d.** reacio

15. Cuando necesite hablar con el gerente del salón sobre un problema o tema determinado, es recomendable que _____ con anterioridad.
- **a.** oculte sus errores
- **b.** piense en las posibles excusas
- **c.** piense en las posibles soluciones
- **d.** piense a quien puede culpar

16. El proceso de compartir información de manera exitosa entre dos personas (o grupos de personas) de forma tal que se entiendan satisfactoriamente se denomina _____.
- **a.** comunicación directa
- **b.** comunicación eficaz
- **c.** comunicación sólida
- **d.** comunicación abierta

17. El documento también conocido como cuestionario del cliente, ficha de consulta o formulario de historial médico es _____ del cliente.
- **a.** el formulario de admisión
- **b.** el formulario de bienvenida
- **c.** el formulario de saludo
- **d.** el formulario de entrada

18. _____ es la comunicación con el cliente para determinar cuáles son sus necesidades y cómo lograr los resultados deseados.
- **a.** La conversación con el cliente
- **b.** La comunicación con el cliente
- **c.** La consulta con el cliente
- **d.** La conferencia con el cliente

19. ¿Cuándo se debe realizar una consulta con el cliente?

    a. Antes de comenzar el servicio efectivamente.

    b. Durante el servicio.

    c. Después del servicio.

    d. Cuando se reserva un turno.

20. ¿Cuánto tiempo se recomienda reservar en la agenda para la consulta con el cliente?

    a. De 3 a 5 minutos   **c.** De 1 a 3 minutos

    b. De 5 a 15 minutos   **d.** De 15 a 20 minutos

21. El tercer paso del Método de consulta de 10 pasos es _____.

    a. realizar una evaluación de necesidades

    b. analizar el cabello del cliente

    c. determinar y calificar las preferencias del cliente

    d. revisar el estilo de vida del cliente

22. Sus reacciones frente a las situaciones que se salen de control y su capacidad para _____ los retos son fundamentales para tener éxito en una profesión que trata con personas.

    a. hacer frente a   **c.** controlar el miedo ante

    b. comunicarse   **d.** ser siempre
        efectivamente ante   asertivo ante

23. Si se ve involucrado en un problema relacionado con la programación de citas, recuerde que _____.

    a. debe ser amable al sostener que tiene razón

    b. debe ser amable y nunca discutir sobre quién tiene razón

    c. debe ser asertivo y sostener que tiene razón

    d. debe ser agresivo pero abstenerse de discutir

24. Uno de los objetivos básicos para una buena comunicación en el desarrollo de una carrera en la industria de belleza es _____.

    a. ser consciente de su lenguaje corporal

    b. hablar con suavidad

    c. utilizar un lenguaje casual y coloquial

    d. ser desenvuelto y amigable

25. El noveno paso del Método de consulta de 10 pasos es _____.

    a. revisar la consulta

    b. hablar sobre el mantenimiento y las correcciones

    c. recomendar colores

    d. revisar el estilo de vida del cliente

5 CONTROL DE INFECCIONES: PRINCIPIOS Y PRÁCTICAS

1. Los cocos son bacterias con forma _____.
   a. redonda
   b. de varilla
   c. de tirabuzón
   d. de espora _____

2. ¿Qué tipo de bacteria puede causar faringitis y envenenamiento de la sangre?
   a. Diplococos
   b. Espirilos
   c. Bacilos
   d. Estreptococos _____

3. Las bacterias que crecen en pares y causan neumonía son _____.
   a. los diplococos
   b. los bacilos
   c. los estafilococos
   d. los estreptococos _____

4. La enfermedad de Lyme y la sífilis son causadas por bacterias en espiral o con forma de tirabuzón llamadas _____.
   a. diplococos
   b. bacilos
   c. espirilos
   d. cocos _____

5. El proceso químico que destruye la mayoría de los organismos dañinos de las superficies del ambiente, pero no necesariamente los elimina a todos es _____.
   a. la desinfección
   b. la sanitización
   c. la limpieza
   d. la esterilización _____

6. En general, las bacterias están formadas por una pared celular externa que contiene un líquido llamado _____.
   a. ácido nucleico
   b. citoplasma
   c. protoplasma
   d. protones _____

7. El proceso en el que las bacterias crecen y alcanzan su tamaño máximo y luego se dividen en dos células nuevas es _____.
   a. la fisión binaria
   b. la meiosis
   c. la fotosíntesis
   d. la metamorfosis _____

8. La presencia de pus es un signo de _____.
   a. inmunidad
   b. congestión
   c. una infección bacteriana
   d. una quemadura de sol _____

9. Una infección _____ aparece como una lesión que contiene pus y que está confinada en una determinada parte del cuerpo.
   a. sistémica
   b. local
   c. primaria
   d. secundaria

10. ¿Cuál de las siguientes es una afección causada por una infestación de piojos?
   a. Hepatitis
   b. Sarna
   c. Pediculosis capitis
   d. Tinea pedis

11. La capacidad del cuerpo para destruir, resistir y reconocer las infecciones se llama _____.
   a. inmunidad
   b. descontaminación
   c. inflamación
   d. regulación

12. Los desinfectantes que se venden y se utilizan en Estados Unidos deben tener un número de registro de _____.
   a. la Administración de drogas y alimentos (FDA, Food and Drug Administration)
   b. la Agencia de protección a la ocupación (OPA, Occupation Protection Agency)
   c. el Departamento del trabajo de los EE. UU. (DOL, Department of Labor)
   d. la Agencia de protección ambiental (EPA, Environmental Protection Agency)

13. ¿Qué organismo publica las pautas conocidas como Precauciones estándar?
   a. La FDA
   b. La OSHA
   c. El CDC
   d. La EPA

14. En 2012, la OSHA acordó cumplir con el Sistema mundialmente armonizado de clasificación y etiquetado de productos químicos (GHS, Globally Harmonized System of Classification and Labeling of Chemicals System) que requiere el uso de un formato estándar llamado _____ (SDS) para reemplazar al MSDS.
   a. Soporte de datos de seguridad
   b. Soporte de datos de garantía
   c. Folleto Informativo de Seguridad
   d. Estándar de datos de garantía

15. Los tipos de desinfectantes con un pH alto que dañan la piel o los ojos se conocen como _____.
    a. alcohol y blanqueador
    b. desinfectantes registrados en la EPA
    c. alcohol y agentes cuaternarios
    d. desinfectantes fenólicos

16. Para lavarse las manos, después de utilizar agua tibia, de aplicar jabón y refregarlas hasta formar espuma, use un cepillo para uñas desinfectado y cepíllelas en forma horizontal hacia adelante y hacia atrás debajo de los bordes libres, y luego de arriba a abajo por los contornos de las uñas de las manos. El proceso de cepillado de ambas manos debe tardar alrededor de _____.
    a. 5 minutos   c. 45 segundos
    b. 60 segundos   d. 10 segundos

17. Los antisépticos son efectivos para _____.
    a. desinfectar instrumentos
    b. reducir los microbios en la piel
    c. desinfectar el equipo
    d. esterilizar el equipo

18. Las precauciones estándar exigen que los empleados y empleadores asuman que la sangre humana y los fluidos corporales son potencialmente _____.
    a. infecciosos   c. peligrosos
    b. inocuos   d. tóxicos

19. El SDS contiene _____ categorías de información.
    a. 10   c. 14
    b. 12   d. 16

20. Para desinfectar un spa para pies con hidromasaje luego de utilizarlo con un cliente, debe aplicar el desinfectante durante _____ o durante el tiempo que indica la etiqueta del producto.
    a. 5 minutos   c. 60 segundos
    b. 10 minutos   d. 20 minutos

21. Después de limpiar y desinfectar el spa para pies sin tubos luego de que cada cliente lo utilice, ¿cómo debe secarlo?
    a. Con una toalla   c. Con un secador
       de papel limpia
    b. Con una toalla   d. Dejar secar al aire
       de lino limpia

22. ¿El virus de qué forma de hepatitis es más difícil de eliminar de las superficies?
- **a.** Hepatitis A
- **b.** Hepatitis B
- **c.** Hepatitis C
- **d.** Hepatitis D

23. El peróxido de hidrógeno acelerado (AHP, Accelerated hydrogen peroxide), es una forma de desinfectante recientemente aprobada que se debe cambiar únicamente cada _____.
- **a.** 5 días
- **b.** 30 días
- **c.** 7 días
- **d.** 14 días

24. Es importante usar guantes y _____ para desinfectar herramientas e implementos no eléctricos.
- **a.** retirar las joyas
- **b.** gafas de seguridad
- **c.** un delantal
- **d.** una máscara facial

25. El otorgamiento de licencias, el cumplimiento de las leyes y la conducta cuando trabaja en el salón los regulan los organismos _____.
- **a.** federales
- **b.** estatales
- **c.** municipales
- **d.** internacionales

26. Algunos desinfectantes _____ son nocivos para las herramientas y los equipos del salón.
- **a.** antimicóticos
- **b.** no porosos
- **c.** de hospital
- **d.** tuberculicidas

27. Como parte de las categorías SDS, las medidas de primeros auxilios incluyen síntomas y efectos importantes así como también _____.
- **a.** el uso del producto
- **b.** los tratamientos requeridos
- **c.** las restricciones de uso
- **d.** la contención y la limpieza

28. Las únicas personas que tienen permitido cortar la piel viva son _____.
- **a.** los técnicos avanzados en el cuidado de las uñas
- **b.** los técnicos médicos en el cuidado de las uñas
- **c.** los profesionales médicos calificados
- **d.** los cosmetólogos especializados

29. Las infecciones micóticas son mucho más comunes en _____ que en las manos.
- **a.** el rostro
- **b.** los pies
- **c.** los codos
- **d.** las rodillas

30. Los elementos reutilizables que se pueden limpiar, desinfectar y utilizar en más de una persona, incluso si el elemento se expuso accidentalmente a sangre o fluidos corporales, se llaman _____.

    a. de un solo uso   **c.** desechables

    b. porosos   **d.** multiuso   _____

31. El proceso que destruye toda vida microbiana se llama _____.

    a. sanitización   **c.** descontaminación

    b. limpieza   **d.** esterilización   _____

32. Si la etiqueta de un producto desinfectante contiene la palabra *concentrado*, significa que el producto debe _____.

    a. utilizarse sin agua   **c.** diluirse antes de utilizar

    b. calentarse durante el uso   **d.** calentarse antes del uso   _____

33. Las soluciones de quat son desinfectantes _____ si se utilizan de manera adecuada en el salón.

    a. muy eficaces   **c.** no eficaces

    b. algo eficaces   **d.** un poco adecuados   _____

34. Usar lejía _____ puede dañar los metales y plásticos.

    a. en muy poca cantidad   **c.** en cualquier cantidad

    b. diluida   **d.** en demasiada cantidad   _____

35. El hipoclorito de sodio de 5,25 también se conoce como _____.

    a. vinagre blanco   **c.** amoníaco casero

    b. lejía de uso doméstico   **d.** sal de mesa   _____

36. Nunca permita que los desinfectantes como fenoles y quats entren en contacto con _____.

    a. los implementos   **c.** los guantes

    b. la piel   **d.** la vestimenta   _____

37. Los elementos que son _____ también se consideran absorbentes.

    a. fenólicos   **c.** patógenos

    b. parasitarios   **d.** porosos   _____

38. Se recomienda que los salones identifiquen cada vez que se utilice, limpie, desinfecte, pruebe y mantenga la pieza de un equipo en _____.
   a. la memoria del cosmetólogo
   b. un bloc de notas
   c. un libro de registro
   d. una computadora privada

39. No existe un aditivo, un polvo o una tableta que elimine la necesidad de _____ el equipo.
   a. limpiar y esterilizar   c. limpiar y mantener
   b. limpiar y desinfectar   d. limpiar e inmunizar

40. No tener _____ a disposición representa un riesgo de salud para todas las personas que están expuestas a materiales peligrosos e infringe las reglamentaciones federales y estatales.
   a. los SDS   c. los HRV
   b. los MRSA   d. los CDC

41. Los jabones antimicrobianos y antibacterianos son _____ los jabones o detergentes comunes.
   a. ligeramente más efectivos que
   b. no más efectivos que
   c. tan efectivos como
   d. ligeramente menos efectivos que

42. _____ incluyen pautas para el uso de guantes, máscaras y gafas de seguridad cuando existe la posibilidad de que entren en contacto con sangre o secreciones corporales que contienen sangre o elementos de la sangre.
   a. Las Precondiciones   c. Las Precauciones
      estándar   estándar
   b. Las Disposiciones   d. Las Preparaciones
      universales   universales

43. Después de haber sido limpiados y desinfectados, los implementos se deben almacenar en un recipiente _____.

   a. sellado permanentemente   c. limpio y sin cubrir
   b. desechable   d. limpio y cubierto

44. Luego de cada cliente, debe limpiar adecuadamente la tina o bañera para pies sin hidromasajes y luego agregar la cantidad correcta de desinfectante y dejarla remojar durante _____ o el tiempo que recomienda el fabricante.
   a. 10 minutos   c. 1 minuto
   b. 5 minutos   d. 10 segundos

45. Antes de comenzar el servicio, debe lavarse las manos utilizando jabón de un dispensador, agua tibia y _____.
   a. un desinfectante químico
   b. un cepillo para uñas limpio y desinfectado
   c. una esponja limpia y desinfectada
   d. un exfoliante químico ___

46. Una enfermedad que se transmite de una persona a otra se denomina _____.
   a. enfermedad sistémica   **c.** toxina
   b. enfermedad contagiosa   **d.** fungicida ___

47. Los microorganismos unicelulares con características animales y vegetales se llaman _____.
   a. flagelos   **c.** cocos
   b. hongos   **d.** bacterias ___

48. La transmisión de sangre o fluidos corporales a través del tacto, los besos, la tos, los estornudos o al conversar se conoce como transmisión _____.
   a. indirecta   **c.** estéril
   b. infección   **d.** directa ___

49. La transmisión de sangre o fluidos corporales por medio del contacto con un objeto intermediario contaminado como una rasuradora, un extractor, un alicate o una superficie se denomina _____.
   a. transmisión directa   **c.** transmisión indirecta
   b. transporte directo   **d.** transferencia indirecta ___

50. Las diferentes sustancias venenosas que producen algunos microorganismos se llaman _____.
   a. tinea   **c.** bacterias
   b. toxinas   **d.** flagelos ___

51. Una enfermedad que se transmite de una persona a otra se denomina _____.
   a. enfermedad transmisible
   b. enfermedad infecciosa
   c. enfermedad profesional
   d. enfermedad sistémica ___

52. Una enfermedad que causan los microorganismos patógenos que ingresan al cuerpo y que se puede o no propagar de una persona a otra, es _____.
   a. una enfermedad sistémica
   b. una enfermedad infecciosa
   c. una enfermedad profesional
   d. una enfermedad contagiosa ___

53. Como parte de las 16 categorías SDS, la información de toxicología incluye vías de exposición, síntomas relacionados y _____.
    a. manipulación y almacenamiento seguros
    b. efectos crónicos y agudos
    c. exposición y protección
    d. restricciones y transporte _____

54. Cualquier organismo de tamaño microscópico a submicroscópico es un _____.
    a. estafilococo   c. mycobacterium
    b. estreptococo   d. microorganismo _____

55. La eliminación de sangre u otros materiales posiblemente infecciosos de la superficie de un elemento y la extracción de restos o residuos visibles como polvo, cabello y piel se denomina _____.
    a. desinfección   c. descontaminación
    b. limpieza   d. esterilización _____

56. Una enfermedad _____ afecta el cuerpo en general, a menudo debido al funcionamiento escaso o excesivo de las glándulas internas o de los órganos.
    a. sistémica   c. profesional
    b. infecciosa   d. contagiosa _____

57. La determinación de la naturaleza de una enfermedad a partir de sus síntomas o exámenes de diagnóstico es _____.
    a. un análisis   c. una transmisión directa
    b. una desinfección   d. un diagnóstico _____

58. _____ es una afección en la cual el cuerpo reacciona a las lesiones, irritaciones o infecciones.
    a. Una alergia   c. Un contagio
    b. Una inflamación   d. Un incidente
                                  de exposición _____

59. Una de las causas posibles de una enfermedad parasitaria puede ser _____.
    a. las bacterias   c. los piojos
    b. los bacilos   d. los cocos _____

60. _____ es una partícula submicroscópica capaz de infectar y vivir en las células de los organismos biológicos y tiene la capacidad de multiplicarse solo cuando toma el control de la función reproductora de la célula huésped.
    a. Un coco   c. Una bacteria
    b. Un virus   d. Un parásito _____

61. El virus que causa el SIDA es el _____.
   a. virus de la hepatitis B (VHB)
   b. virus del papiloma humano (VPH)
   c. virus de la hepatitis C (VHC)
   d. virus de inmunodeficiencia humana (VIH) ____

62. El contacto con piel no intacta, sangre, fluidos corporales u otros materiales potencialmente infecciosos que ocurren en el desempeño de las tareas de un empleado es _____.
   a. una alergia
   b. una inflamación
   c. una contaminación
   d. un incidente de exposición ____

63. El nombre científico para la sicosis de la barba es
   _____.
   a. tinea capitis
   b. tinea pedis
   c. foliculitis de la barba
   d. tinea spirilla ____

64. Los organismos que crecen, se alimentan y encuentran refugio sobre o dentro de otro organismo sin contribuir a la supervivencia de dicho organismo, son _____.
   a. los cocos
   b. los bacilos
   c. los parásitos
   d. los restos ____

65. La presencia, o presencia razonablemente prevista, de sangre u otros materiales posiblemente infecciosos sobre la superficie de un elemento o restos o residuos visibles como polvo, cabello y piel se denomina _____.
   a. infección
   b. contaminación
   c. inflamación
   d. alergia ____

66. El término _____ describe un hongo de la tiña en los pies.
   a. tinea capitis
   b. tinea spirilla
   c. tinea barbae
   d. tinea pedis ____

67. Una reacción que produce extrema sensibilidad a ciertos alimentos, productos químicos u otras sustancias comúnmente inofensivas es _____.
   a. la alergia
   b. la contaminación
   c. la inflamación
   d. la infección ____

68. _____ es producida por organismos tales como bacterias, virus, hongos y parásitos.
   a. Una enfermedad sistémica
   b. Una enfermedad infecciosa
   c. Una enfermedad patógena
   d. Una enfermedad contagiosa ____

69. Las enfermedades que surgen de afecciones asociadas con el trabajo son _____.

a. enfermedades contagiosas

b. enfermedades profesionales

c. enfermedades patógenas

d. enfermedades sistémicas

70. Como parte de las 16 categorías SDS, la manipulación y el almacenamiento enumeran precauciones para estas actividades de forma segura e incluyen _____.

a. las incompatibilidades

b. los ingredientes

c. las reacciones

d. los identificadores

71. Los métodos que se utilizan para eliminar o reducir la transmisión de organismos infecciosos se llaman _____.

a. control de transmisión

b. reducción de la infección

c. control de organismos

d. control de infecciones

72. Las diferentes bacterias se mueven de diferentes formas y el movimiento independiente se conoce como _____.

a. migración

b. motilidad

c. evolución

d. locomoción

73. _____ es una condición anormal de una parte o de la totalidad del cuerpo, de sus sistemas u órganos, que impide que este lleve a cabo sus funciones normales.

a. Una alergia

b. Una infección

c. Una enfermedad

d. Una contaminación

74. Dentro del área de la cosmetología, la capacidad para producir un efecto se conoce como _____.

a. efectividad

b. eficacia

c. productividad

d. resistencia

75. Agregar _____ para diluir y evitar la formación de espuma, lo que puede ocasionar una proporción de mezcla incorrecta.

a. desinfectante al agua

b. tenazas al agua

c. agua al desinfectante

d. escurrideros al desinfectante

CAPÍTULO 6
ANATOMÍA Y FISIOLOGÍA GENERAL

1. Las unidades básicas de todos los seres vivos, desde las bacterias hasta las plantas, los animales y los seres humanos son _____.
   - **a.** los órganos
   - **b.** las células
   - **c.** los músculos
   - **d.** los nervios

2. El protoplasma denso y activo que se encuentra en el centro de la célula es _____.
   - **a.** el citoplasma
   - **b.** la membrana celular
   - **c.** el núcleo
   - **d.** la cromátida

3. La mitosis es el proceso común de reproducción celular de los tejidos humanos que se produce cuando la célula se divide en dos células idénticas, llamadas _____.
   - **a.** células madre
   - **b.** células hijas
   - **c.** células padre
   - **d.** células hijos

4. _____ es el fluido acuoso que rodea al núcleo de las células y que necesitan para el crecimiento, la reproducción y la reparación.
   - **a.** La cistina
   - **b.** La neurona
   - **c.** El citoplasma
   - **d.** La mandíbula

5. El estudio de las funciones y actividades que realizan las estructuras del cuerpo se denomina _____.
   - **a.** fisiología
   - **b.** biología
   - **c.** anatomía
   - **d.** fisiografía

6. Las estructuras compuestas de tejidos especializados diseñados para realizar funciones específicas en plantas y animales se llaman _____.
   - **a.** tejidos
   - **b.** nervios
   - **c.** membranas
   - **d.** órganos

7. ¿Qué tipo de tejido contrae y mueve las diversas partes del cuerpo?
   - **a.** Tejido nervioso
   - **b.** Tejido muscular
   - **c.** Tejido conectivo
   - **d.** Tejido epitelial

8. ¿Qué tipo de tejido nervioso recubre el corazón y los órganos digestivos y respiratorios y las glándulas?
   a. Tejido nervioso   **c.** Tejido conectivo
   b. Tejido muscular   **d.** Tejido epitelial   ___

9. La unión entre dos o más huesos del esqueleto se conoce como _____.
   a. ligamento   **c.** tendón
   b. articulación   **d.** músculo   ___

10. _____ es el más grande de los dos huesos que forman la pierna debajo de la rodilla.
    a. La rótula   **c.** La tibia
    b. El peroné   **d.** El fémur   ___

11. El marco ovalado óseo que protege el cerebro se denomina
    _____.
    a. cráneo   **c.** hueso hioides
    b. esqueleto facial   **d.** cráneo   ___

12. Los maxilares son los huesos de _____.
    a. el maxilar inferior   **c.** la parte superior del brazo
    b. el maxilar superior   **d.** el antebrazo   ___

13. Los dos huesos que forman los laterales y la parte superior del cráneo son los _____.
    a. huesos parietales   **c.** huesos lagrimales
    b. huesos occipitales   **d.** huesos cigomáticos   ___

14. El hueso interno y más largo del antebrazo, que está unido a la muñeca y situado del lado del dedo meñique es el
    _____.
    a. carpo   **c.** metacarpo
    b. cúbito   **d.** radio   ___

15. El pie está formado por _____ huesos.
    a. 6   **c.** 18
    b. 11   **d.** 26   ___

16. ¿Cuál es el hueso con forma de U en la base de la lengua, en el que se apoyan la lengua y los músculos?
    a. Hueso hioides   **c.** Tórax
    b. Masetero   **d.** Vértebras cervicales   ___

17. La parte del músculo que no se mueve y que está unida al esqueleto es _____.
    a. el vientre   c. el origen
    b. la inserción   d. el tendón   ____

18. El músculo ancho que cubre la parte superior del cráneo y está formado por el occipital y el frontal es _____.
    a. la aponeurosis epicraneal
    b. el epicráneo
    c. el esternocleidomastoideo
    d. el temporal   ____

19. Los _____ son los músculos que enderezan la muñeca, la mano y los dedos para formar una línea recta.
    a. extensores   c. supinadores
    b. pronadores   d. flexores   ____

20. Los músculos que acercan una parte del cuerpo, como un dedo de la mano, un brazo o un dedo del pie al eje medio del cuerpo o de una extremidad son los _____.
    a. flexores   c. extensores
    b. abductores   d. aductores   ____

21. El sistema nervioso que transporta los mensajes, o impulsos, desde y hacia el sistema nervioso central se llama _____.
    a. sistema nervioso involuntario
    b. sistema nervioso voluntario
    c. sistema nervioso autónomo
    d. sistema nervioso periférico   ____

22. Las terminaciones nerviosas sensoriales llamadas _____ se encuentran próximas a la superficie de la piel.
    a. reactores   c. capilares
    b. receptores   d. neuronas auditivas   ____

23. La arteria de mayor tamaño del cuerpo humano es _____.
    a. la yugular   c. la aorta
    b. el ventrículo   d. la carótida   ____

24. El principal suministro de sangre para los brazos y las manos proviene de _____.
    a. las arterias facial y superficial
    b. la arteria cubital y la radial
    c. la arteria radial y la posterior
    d. las arterias yugulares cubital y externa   ____

25. La arteria poplítea suministra sangre a los pies y se divide en dos arterias diferentes conocidas como _____.

   a. arteria tibial anterior y arteria tibial posterior

   b. arteria tibial anterior y arteria dorsal pedia

   c. arteria yugular interna y arteria yugular externa

   d. arteria supraorbitaria e infraorbitaria ____

26. El _____ es el músculo nasal principal de preocupación para los cosmetólogos.

   a. bucinador   **c.** risorio

   b. prócero   **d.** triangular de los labios ____

27. El músculo que eleva el ángulo de la boca y la desplaza hacia dentro es el _____.

   a. depresor del labio inferior

   b. orbicular de los labios

   c. elevador del ángulo de los labios

   d. elevador del labio superior ____

28. El _____ nervio craneal es el principal nervio motor de la cara.

   a. cuarto   **c.** sexto

   b. quinto   **d.** séptimo ____

29. El músculo que cubre la parte posterior del cuello y las regiones superior y media de la espalda se denomina _____.

   a. trapecio   **c.** serrato mayor

   b. pectoral mayor   **d.** dorsal ancho ____

30. El nervio mediano es un nervio sensorial-motor que, con sus ramificaciones, alimenta a _____.

   a. los dedos de la mano y del pie   **c.** los brazos y las manos

   b. la mano y la muñeca   **d.** el brazo y la muñeca ____

31. El nervio peroneo profundo se extiende hasta _____, detrás de los músculos.

   a. la parte frontal del brazo   **c.** la parte posterior de la pierna

   b. la parte frontal de la pierna   **d.** el dorso del brazo ____

32. Es la forma más simple de actividad nerviosa en la que participa un nervio sensorial y motor llamado _____.

   a. espasmo   **c.** reflejo

   b. sacudida   **d.** contracción ____

33. La sangre desoxigenada circula desde el corazón hacia los pulmones para oxigenarse y purificarse. Luego, regresa esa sangre _____ para que la sangre rica en oxígeno pueda transportarse al cuerpo.
    a. a la aurícula izquierda
    b. a la aurícula derecha
    c. al ventrículo izquierdo
    d. al ventrículo derecho   ____

34. ¿Cuál es el nervio que afecta los músculos de la boca?
    a. Temporal
    b. Auricular
    c. Mandibular
    d. Bucal   ____

35. La sangre _____ la temperatura corporal.
    a. no tiene ningún efecto en
    b. ayuda a igualar
    c. es el único factor que influye en
    d. solo es capaz de elevar   ____

36. _____ suministra sangre a los músculos del ojo.
    a. La arteria labial inferior
    b. El nervio infraorbitario
    c. La arteria infraorbitaria
    d. El nervio infratroclear   ____

37. El término técnico para la arteria facial es arteria _____.
    a. maxilar interna
    b. maxilar externa
    c. submentoniana
    d. labial inferior   ____

38. Las glándulas endocrinas, o _____, liberan secreciones llamadas hormonas directamente en el torrente sanguíneo.
    a. sin conductos
    b. secretoras
    c. conductoras
    d. aceitosas   ____

39. ¿Cuál es la glándula que afecta a casi todos los procesos fisiológicos del cuerpo?
    a. Exocrina
    b. Suprarrenal
    c. Endocrina
    d. Pituitaria   ____

40. El nervio _____ envía impulsos a la piel de la frente, los párpados superiores, la porción interior del cuero cabelludo, las órbitas, el globo ocular y las fosas nasales.
    a. mandibular
    b. maxilar
    c. oftálmico
    d. temporal   ____

41. El corazón es el órgano que mantiene _____ en movimiento dentro del sistema circulatorio.
    a. la linfa
    b. la sangre
    c. el agua
    d. el fluido espinal

    ____

42. El sistema complejo que sirve de cubierta protectora y ayuda a regular la temperatura corporal es el sistema _____.
    a. integumentario
    b. óseo
    c. circulatorio
    d. muscular

    ____

43. El sistema gastrointestinal está compuesto por _____, el estómago, los intestinos, las glándulas salivales y gástricas, y otros órganos.
    a. los riñones
    b. el hígado
    c. el apéndice
    d. la boca

    ____

44. El sistema _____ bombea sangre hacia el resto del cuerpo.
    a. integumentario
    b. circulatorio
    c. respiratorio
    d. linfático

    ____

45. El sistema _____ es el encargado de transformar el alimento en nutrientes y desechos.
    a. linfático
    b. endocrino
    c. integumentario
    d. digestivo

    ____

46. El sistema _____ es el sistema corporal formado por un grupo de glándulas especializadas que influyen en el crecimiento, el desarrollo, la actividad sexual y la salud de todo el cuerpo.
    a. endocrino
    b. excretor
    c. digestivo
    d. reproductor

    ____

47. El sistema _____ desarrolla inmunidad y destruye microorganismos causantes de enfermedades para proteger al cuerpo contra enfermedades.
    a. óseo
    b. respiratorio
    c. endocrino
    d. linfático

    ____

48. El sistema _____ cubre, da forma y sostiene al sistema óseo en su lugar.
    a. linfático
    b. muscular
    c. nervioso
    d. integumentario

    ____

49. El sistema _____ controla y coordina todos los demás sistemas dentro y fuera del cuerpo y los hace funcionar de manera eficiente y armoniosa.
a. linfático   c. integumentario
b. endocrino   d. nervioso   ____

50. El sistema _____ realiza la función de producir la descendencia y traspasar el código genético de una generación a otra.
a. reproductor   c. hereditario
b. genético   d. familiar   ____

51. El sistema _____ lleva la sangre y el oxígeno disponibles a las estructuras del cuerpo a través de la respiración y elimina el dióxido de carbono.
a. nervioso   c. respiratorio
b. reproductor   d. endocrino   ____

52. El sistema _____ forma la base física del cuerpo.
a. óseo   c. nervioso
b. muscular   d. reproductor   ____

53. El estudio de las estructuras del cuerpo humano que se pueden observar a simple vista y la forma en que se organizan las partes del cuerpo es la _____.
a. fisiología   c. micología
b. histología   d. anatomía   ____

54. La neurología es el estudio científico de la estructura, función y patología del _____.
a. sistema muscular   c. sistema óseo
b. sistema integumentario d. sistema nervioso   ____

55. Los ganglios linfáticos filtran los vasos _____ y ayudan a combatir las infecciones.
a. plaqueta   c. sanguíneos
b. linfáticos   d. plasma   ____

CAPÍTULO 7 — ESTRUCTURA, CRECIMIENTO Y NUTRICIÓN DE LA PIEL

1. Un médico que se especializa en las enfermedades y los trastornos de la piel, el cabello y las uñas es _____.
   - **a.** un histólogo
   - **b.** un dermatólogo
   - **c.** un esteticista
   - **d.** un pediatra _____

2. La textura de una piel saludable es _____ y suave.
   - **a.** de grano fino
   - **b.** seca
   - **c.** áspera
   - **d.** no flexible _____

3. Los apéndices de la piel incluyen el cabello, las uñas, las glándulas sudoríparas y las glándulas _____.
   - **a.** sebáceas
   - **b.** endocrinas
   - **c.** suprarrenales
   - **d.** exocrinas _____

4. ¿Cuál de las siguientes opciones identifica correctamente las capas de la piel y la grasa desde la capa más externa hasta la capa más interna?
   - **a.** Dermis, subcutánea, epidermis
   - **b.** Epidermis, subcutánea, dermis
   - **c.** Dermis, epidermis, subcutánea
   - **d.** Epidermis, dermis, subcutánea _____

5. A medida que las células mueren otras células empujan hacia la superficie para reemplazar a las células muertas que se desprenden del _____.
   - **a.** estrato córneo
   - **b.** estrato lúcido
   - **c.** estrato germinativo
   - **d.** estrato granuloso _____

6. La capa directamente debajo de la epidermis es _____.
   - **a.** la capa reticular
   - **b.** el estrato espinoso
   - **c.** la capa papilar
   - **d.** el tejido subcutáneo _____

7. ¿Qué tipo de tejido que brinda suavidad y forma al cuerpo contiene grasas que se utilizan como energía y también actúa como amortiguador protector para la capa externa de la piel?
   - **a.** Tejido subcutáneo
   - **b.** Tejido cardíaco
   - **c.** Tejido muscular
   - **d.** Tejido nervioso _____

8. ¿Qué fibras del nervio motor se distribuyen hacia los músculos arrector pili adheridos a los folículos pilosos?
   - **a.** Fibras nerviosas impulsoras
   - **b.** Fibras nerviosas sensoriales
   - **c.** Fibras nerviosas secretoras
   - **d.** Fibras nerviosas motoras _____

9. Los nervios que regulan la excreción de la transpiración de las glándulas sudoríparas y controlan el flujo del sebo a la superficie de la piel son las _____.
   a. fibras nerviosas motoras
   b. fibras nerviosas sensoriales
   c. fibras nerviosas secretoras
   d. fibras nerviosas impulsoras

10. Las fibras _____ reaccionan al calor, al frío, al tacto, a la presión y al dolor.
    a. del nervio motor
    b. del nervio sensorial
    c. del nervio secretor
    d. del nervio complejo

11. La cantidad y el tipo de pigmento que produce una persona está determinado principalmente por _____.
    a. los genes
    b. el género
    c. la exposición solar
    d. la edad

12. La piel obtiene su resistencia, forma y flexibilidad _____.
    a. del colágeno y la queratina
    b. del sebo y la melanina
    c. de la queratina y la elastina
    d. del colágeno y la elastina

13. Las glándulas sudoríparas excretan la transpiración, desintoxican el cuerpo y _____.
    a. preservan la suavidad del cabello
    b. lubrican la piel
    c. producen colágeno
    d. regulan la temperatura corporal

14. Para mantener el cuerpo sano, debe estar seguro de que su alimentación ayude a _____.
    a. evitar la hidratación
    b. causar fatiga
    c. atrasar el ritmo de envejecimiento
    d. regular la función general de las células

15. ¿Qué vitamina permite acelerar el proceso de cicatrización de la piel y es de vital importancia para combatir el proceso de envejecimiento?
    a. Vitamina A
    b. Vitamina C
    c. Vitamina D
    d. Vitamina E

16. La epidermis es la capa _____ de la piel.
    a. más saludable
    b. más gruesa
    c. más delgada
    d. más importante

17. El cuero cabelludo tiene _____ de mayor tamaño y profundidad que la piel del resto del cuerpo.
    a. melanocitos
    b. bacterias propioni bacterium acnes
    c. fibras nerviosas sensoriales
    d. folículos pilosos
    ____

18. Durante la excreción, la transpiración de las glándulas _____ se excreta a través de la piel.
    a. sudoríparas
    b. sebáceas
    c. reticulares
    d. papilares
    ____

19. Una de las mejores maneras de seguir una dieta saludable es leer _____.
    a. artículos de revistas
    b. las etiquetas de los alimentos
    c. libros de dietas
    d. pautas legales
    ____

20. El estrés emocional y los desequilibrios hormonales pueden aumentar el flujo _____.
    a. del sebo
    b. del fluido espinal
    c. de la linfa
    d. del pus
    ____

21. Los nutrientes necesarios como energía para activar todas las funciones del cuerpo son _____.
    a. las vitaminas
    b. las proteínas
    c. los carbohidratos
    d. las grasas
    ____

22. El USDA recomienda que las personas consuman _____.
    a. cero sal y cero azúcar
    b. grandes cantidades de sal y azúcar
    c. cantidades moderadas de sal y azúcar
    d. cantidades moderadas de sal y sin azúcar
    ____

23. Las vitaminas se consideran _____.
    a. requisitos nutricionales
    b. suplementos nutricionales
    c. ingredientes cosméticos
    d. medicamentos recetados
    ____

24. El agua constituye el _____ por ciento del peso corporal y es fundamental para casi todas las funciones celulares y del cuerpo.
    a. 10–20
    b. 20–30
    c. 30–50
    d. 50–70
    ____

25. La falta de agua es la principal causa de _____.
    a. la fatiga diurna
    b. hambre diurna
    c. los cambios de humor diurnos
    d. la pérdida de memoria diurna
    ____

26. Las pequeñas elevaciones en forma de cono que se ubican en la base de los folículos pilosos son _____.
   a. melanocitos
   b. pápulas
   c. papilas dérmicas
   d. espirales secretores ____

27. La capa de la epidermis donde se inicia el proceso de desprendimiento de las células de la piel es _____.
   a. el estrato córneo
   b. el estrato lúcido
   c. el estrato germinativo
   d. el estrato espinoso ____

28. La base en forma de espiral de las glándulas sudoríparas se conoce como _____.
   a. espiral secretor
   b. conducto sudoríparo
   c. glándula sebácea
   d. espiral de elastina ____

29. Una pequeña elevación de la piel que no contiene fluidos, pero puede acumular pus es _____.
   a. un comedón
   b. una pápula
   c. un callo
   d. una pústula ____

30. El tejido adiposo que se encuentra debajo de la dermis es el tejido _____.
   a. secretor
   b. sudoríparo
   c. subcutáneo
   d. sensorial ____

31. Una pápula hinchada e inflamada con un centro blanco o amarillo que contiene pus en la parte superior de la lesión es _____.
   a. un papilar
   b. una pústula
   c. un callo
   d. un comedón ____

32. La capa exterior de la epidermis es la capa llamada _____.
   a. estrato córneo
   b. estrato granuloso
   c. estrato lúcido
   d. estrato germinativo ____

33. La capa clara y transparente de la epidermis que se encuentra debajo del estrato córneo es _____.
   a. el estrato espinoso
   b. el estrato granuloso
   c. el estrato germinativo
   d. el estrato lúcido ____

34. Una secreción sebácea o grasosa que lubrica la piel y mantiene la suavidad del cabello es _____.
   a. el sebo
   b. la linfa
   c. el pus
   d. la melanina ____

35. La capa de la epidermis, también conocida como capa basocelular, es _____.
   a. el estrato lúcido
   b. el estrato espinoso
   c. el estrato córneo
   d. el estrato germinativo ____

8 ENFERMEDADES Y TRASTORNOS DE LA PIEL

1. Muchos científicos y dermatólogos creen que estos factores extrínsecos, como la exposición solar o al tabaco, son responsables de hasta un _____ por ciento del envejecimiento de la piel.
   - **a.** 50
   - **b.** 60
   - **c.** 75
   - **d.** 85 ____

2. Se recomienda usar pantalla solar con un FPS de al menos _____ diariamente.
   - **a.** 5
   - **b.** 8
   - **c.** 15
   - **d.** 30 ____

3. _____ es un bulto anormal, sólido y redondeado, ubicado debajo, dentro o sobre la piel y es más grande que una pápula.
   - **a.** Un tubérculo
   - **b.** Un lunar
   - **c.** Una mácula
   - **d.** Una ampolla ____

4. ¿Cuál de estos términos se refiere a placas delgadas secas o grasas de células epidérmicas?
   - **a.** Fisuras
   - **b.** Queloides
   - **c.** Pústulas
   - **d.** Escamas ____

5. Los quistes benignos llenos de queratina que aparecen justo debajo de la epidermis y no tienen abertura visible son _____.
   - **a.** milias
   - **b.** úlceras
   - **c.** costras
   - **d.** pústulas ____

6. Un comedón abierto también se conoce como _____.
   - **a.** lunar
   - **b.** marca de nacimiento
   - **c.** espinilla
   - **d.** punto blanco ____

7. ¿Cuál de las siguientes es una enfermedad inflamatoria, incómoda y, a menudo, crónica de la piel que se caracteriza por una inflamación moderada a grave, descamación y, en ocasiones, comezón severa?
   - **a.** Eccema
   - **b.** Acné
   - **c.** Psoriasis
   - **d.** Herpes simple ____

8. _____ es una decoloración anormal de la piel, de color marrón o rojo oscuro, con forma irregular y circular.
  a. Un lunar   **c.** Un cloasma
  b. Una mancha   **d.** Un lentigo

9. La ausencia de pigmento de melanina en el cuerpo y la sensibilidad de la piel a la luz son síntomas de _____.
  a. nevus   **c.** asteatosis
  b. lentigos   **d.** albinismo

10. ¿Cuál es el tipo de cáncer de piel más peligroso que se caracteriza, por lo general, por parches de color negro o marrón oscuro en la piel que pueden tener una textura dispareja, elevada o de aspecto dentado?
  a. Carcinoma basocelular
  b. Melanoma maligno
  c. Carcinoma espinocelular
  d. Verruga celular

11. Un cosmetólogo no debe atender a clientes que padezcan trastornos que se manifiesten con inflamación de la piel, sin importar si son o no infecciosos, a menos que el cliente _____.
  a. necesite un facial rápido para un evento importante como una boda
  b. declare que está practicando cuidados en el hogar prescritos por un médico
  c. tenga una autorización del médico que permita al cliente recibir los servicios
  d. firme un documento de renuncia que libera de responsabilidad civil al cosmetólogo y al salón

12. Una afección cutánea que nace por una inflamación de las glándulas sebáceas que a menudo se caracteriza por enrojecimiento, descamación seca o grasosa, formación de costras o picazón es la _____.
  a. dermatitis de contacto
  b. dermatitis de contacto irritante
  c. dermatitis de contacto alérgica
  d. dermatitis seborreica

13. El término _____ se refiere a las coloraciones anormales que se presentan junto a muchos trastornos de la piel y son síntomas de varios trastornos sistémicos.
    a. anhidrosis
    b. bromhidrosis
    c. discromías
    d. conjuntivitis

    ____

14. _____ es un tipo de queratoma.
    a. Un callo
    b. Un queloide
    c. Una lesión
    d. Una excoriación

    ____

15. El acné es un trastorno de la piel que se caracteriza por inflamación crónica de la glándula _____.
    a. sudorípara
    b. sebácea
    c. del sudor
    d. de adrenalina

    ____

16. La predisposición al acné se basa en las características hereditarias y en _____.
    a. la dieta
    b. la edad
    c. el uso de maquillaje no comedogénico
    d. las hormonas

    ____

17. Los productos no comedogénicos están diseñados específicamente para no obstruir _____ y está comprobado que no lo hacen.
    a. las ampollas
    b. las discromías
    c. los folículos
    d. las glándulas sebáceas

    ____

18. Las personas _____ sobre los factores intrínsecos que afectan el envejecimiento.
    a. no tienen control
    b. tienen poco control
    c. tienen un control considerable
    d. tienen un control total

    ____

19. La mejor defensa contra los contaminantes es _____.
    a. usar filtro solar cuando esté al aire libre
    b. evitar tocarse la cara con la manos
    c. seguir una buena rutina diaria de cuidado de la piel
    d. usar ropa con mangas largas al estar al aire libre

    ____

20. La dermatitis de contacto irritante se produce cuando sustancias irritantes dañan temporalmente _____.
    a. la dermis
    b. la epidermis
    c. la capa papilar
    d. los folículos pilosos

    ____

21. Una pústula es una pápula hinchada e inflamada con un centro blanco o amarillo que contiene _____ en la parte superior de la lesión.
    a. agua
    b. sangre
    c. linfa
    d. pus

22. _____ es una lesión grande que sobresale en forma de bolsillo llena de sebo.
    a. Un comedón cerrado
    b. Un quiste sebáceo
    c. Una ampolla
    d. Una miliaria rubra

23. Una mancha o decoloración plana de la piel, que también se conoce como mancha con forma de hígado, se denomina _____.
    a. mácula
    b. leucodermia
    c. sudamina
    d. escama

24. La transpiración con olor desagradable que usualmente se percibe en las axilas o en los pies y que nace por una bacteria se denomina _____.
    a. hiperhidrosis
    b. miliaria rubra
    c. anhidrosis
    d. bromhidrosis

25. _____ es una marca levemente elevada en la piel que se forma una vez que se ha curado una herida o lesión.
    a. Un lunar
    b. Una cicatriz
    c. Una escama
    d. Una mancha

26. Una infección bacteriana contagiosa de la piel que se caracteriza por lesiones exudativas es _____.
    a. impétigo
    b. conjuntivitis
    c. eccema
    d. herpes simple

27. _____ es una lesión hinchada, que pica y que dura solo un par de horas.
    a. Una roncha
    b. Una vesícula
    c. Una verruga
    d. Un tubérculo

28. Una _____ es un agrietamiento de la piel que penetra la dermis.
    a. úlcera
    b. fisura
    c. excoriación
    d. costra

29. Una pequeña ampolla o saco que contiene un fluido claro y que se extiende dentro o justo debajo de la epidermis es _____.
   a. un tubérculo   **c.** una vesícula
   b. un tumor   **d.** una roncha   ____

30. Una ampolla grande que contiene un fluido acuoso similar a una vesícula es _____.
   a. un tubérculo   **c.** un quiste
   b. una mácula   **d.** una ampolla   ____

31. ¿Qué representa la C en la lista de verificación de la Sociedad estadounidense del cáncer?
   a. Costra   **c.** Calibre
   b. Color   **d.** Circunferencia   ____

32. Las bacterias que no pueden sobrevivir en presencia de oxígeno se llaman _____.
   a. anaeróbicas   **c.** hiperquinéticas
   b. anestésicas   **d.** aeróbicas   ____

33. Los rayos UVA, también llamados _____, son rayos de penetraciónprofunda que pueden incluso atravesar una ventana de vidrio.
   a. rayos de realce   **c.** rayos de envejecimiento
   b. rayos de bronceado   **d.** rayos que producen quemaduras   ____

34. Una reacción alérgica que causa la exposición reiterativa a un químico o sustancia se conoce como _____.
   a. irritación de contacto
   b. sensibilización
   c. irritación sin contacto
   d. dermatitis de contacto irritante   ____

35. Un trastorno inflamatorio agudo de las glándulas sudoríparas que se caracteriza por la erupción de pequeñas vesículas rojas y que aparece junto a intensa picazón y ardor en la piel es una _____.
   a. hiperhidrosis   **c.** anhidrosis
   b. miliaria rubra   **d.** bromidrosis   ____

CAPÍTULO 9 ESTRUCTURA Y CRECIMIENTO DE LAS UÑAS

1. Una superficie de la uña normal y saludable _____.
   a. es totalmente inflexible
   b. tiene una superficie con marchas
   c. es brillante y suave
   d. es blanca y opaca ____

2. La porción de piel viva sobre la cual se apoya la lámina ungueal a medida que crece hacia el borde libre se llama _____.
   a. lecho ungueal
   b. cutícula
   c. matriz
   d. ligamento ____

3. _____ es la media luna blancuzca que se encuentra debajo de la base de la uña.
   a. El borde lateral
   b. La lúnula
   c. La raíz
   d. El borde libre ____

4. La parte de la lámina ungueal que se extiende sobre la punta de los dedos de la mano o del pie es _____.
   a. el borde libre
   b. la matriz
   c. el epitelio base
   d. el borde lateral ____

5. Un _____ es una banda dura de tejido fibroso que conecta huesos o sostiene un órgano en su lugar.
   a. músculo
   b. ligamento
   c. tendón
   d. nervio ____

6. El _____ es el pliegue de la piel que se superpone al costado de la uña.
   a. eponiquio
   b. hiponiquio
   c. surco de la uña
   d. borde lateral ____

7. Mientras _____ se nutra y esté saludable, se crearán nuevas células de la lámina ungueal.
   a. el pliegue ungueal lateral
   b. la lúnula
   c. la matriz
   d. la lámina ungueal ____

8. Normalmente, el reemplazo de una uña natural de la mano demora cerca de _____.
   a. seis a doce meses
   b. cuatro a seis meses
   c. seis a ocho meses
   d. dos a ocho meses ____

45

9. La uña que crece más lentamente es la del _____.
   a. pulgar
   c. dedo meñique
   b. dedo medio
   d. dedo índice ____

10. Las uñas tienen un contenido acuoso entre el
    _____.
    a. 10 y 15%
    c. 20 y 45%
    b. 1 y 5%
    d. 15 y 25% ____

11. La uña natural es un anexo de _____.
    a. la dermis
    c. la piel
    b. la epidermis
    d. el sistema óseo ____

12. La apariencia de las uñas puede reflejar la salud general
    _____.
    a. del cuerpo
    c. del sistema muscular
    b. de la piel
    d. del sistema óseo ____

13. _____ es relativamente poroso(a), por lo tanto,
    permite el paso del agua a través de (él)ella.
    a. El lecho ungueal
    c. La lámina ungueal
    b. La matriz
    d. El eponiquio ____

14. La matriz contiene _____.
    a. músculos y vasos sanguíneos
    b. nervios, linfa y vasos sanguíneos
    c. agua y músculos
    d. agua, ligamentos y vasos sanguíneos ____

15. El tejido que se adhiere directamente a la lámina ungueal
    natural, pero que se puede remover fácilmente con un
    raspado suave es _____.
    a. el perioniquio
    c. el eponiquio
    b. el hiponiquio
    d. la cutícula ____

16. Los cosmetólogos no están autorizados para
    _____ suavemente el eponiquio.
    a. cortar
    c. empujar hacia atrás
    b. recortar
    d. limar ____

17. Los humectantes, suavizantes y acondicionadores de
    cutículas en realidad están diseñados para el eponiquio,
    _____ y el hiponiquio.
    a. la cutícula
    c. los bordes laterales
    b. la lámina ungueal
    d. la lúnula ____

18. Las uñas de los dedos del pie son más gruesas y más duras que las uñas de la mano debido a que _____ de las uñas de los dedos del pie es más larga que el (la) de las uñas de la mano.
    a. el lecho ungueal
    b. la matriz
    c. la lúnula
    d. el eponiquio ____

19. A diferencia del cabello saludable, las uñas sanas no se _____ periódicamente.
    a. cortan
    b. limpian
    c. desprenden
    d. mantienen ____

20. El reemplazo de las uñas de los pies tarda de _____.
    a. tres a seis meses
    b. seis a nueve meses
    c. nueve a doce meses
    d. doce a quince meses ____

21. La piel viva que se encuentra en la superficie de la uña natural y cubre el área de la matriz es _____.
    a. el eponiquio
    b. el hiponiquio
    c. la cutícula
    d. la lúnula ____

22. La capa delgada de tejido que se encuentra adherido a la lámina ungueal y al lecho ungueal es _____.
    a. la base del eponiquio lateral
    b. el epitelio base
    c. el pliegue ungueal
    d. la lámina córnea ____

23. La capa de piel levemente engrosada debajo de la uña que se encuentra entre la punta del dedo y el borde libre de la lámina ungueal es _____.
    a. el epitelio
    b. el eponiquio
    c. el borde lateral
    d. el hiponiquio ____

24. El tejido muerto e incoloro que está unido a la superficie de la uña natural se conoce como _____.
    a. lecho ungueal
    b. pliegue
    c. ranura
    d. cutícula ____

25. _____ es el área donde se forman las células de la lámina ungueal.
    a. La cutícula
    b. La lúnula
    c. La matriz
    d. El borde libre ____

10 ENFERMEDADES Y TRASTORNOS DE LAS UÑAS

1. Una uña normal y sana es firme y flexible y debe ser
   _____.
   a. suave y sin manchas
   b. despareja y con pocas estriaciones
   c. larga con un acabado satinado
   d. corta y opaca   ____

2. Si un cliente tiene estriaciones que se extienden en forma vertical a lo largo de la superficie de la uña natural, se recomienda que _____.
   a. lime con aspereza la   c. afine la
      lámina ungueal   lámina ungueal
   b. pula cuidadosamente   d. quite el borde
      la lámina ungueal   libre   ____

3. El término médico para designar las infecciones fúngicas de los pies es _____.
   a. tiña patogénica   c. tiña alopecia
   b. tinea pedis   d. paroniquia   ____

4. Una infección bacteriana pseudomonacida en la lámina ungueal se puede identificar en las primeras etapas como una mancha _____ que se oscurece en las etapas avanzadas.
   a. naranja rojizo   c. azul verdoso
   b. blanco grisáceo   d. verde claro   ____

5. La separación y el desprendimiento de la lámina ungueal del lecho ungueal es _____.
   a. oniquia   c. onicomadesis
   b. paroniquia   d. granuloma piogénico ____

6. La onicorresis es provocada por lesiones en la matriz, el uso excesivo de removedores de cutícula, agentes de limpieza potentes, técnicas de limado agresivas o _____.
   a. una enfermedad   c. las alergias
   b. la herencia   d. la nutrición inadecuada ____

7. Las manchas pequeñas o la aspereza intensa en la superficie de la uña, ¿son señales de cuál afección?
   a. Paroniquia   c. Psoriasis ungueal
   b. Onicocriptosis   d. Onicomicosis   ____

8. El término _____ se refiere a una dolencia causada por una lesión, la herencia o una enfermedad en la unidad de la uña.

    a. psoriasis ungueal   **c.** trastorno de las uñas

    b. pterigión ungueal   **d.** enfermedad de las uñas   ____

9. Las hemorragias en astilla son causadas por un traumatismo físico o una lesión en _____.

    a. la lámina ungueal   **c.** el borde libre

    b. el lecho ungueal   **d.** la lúnula   ____

10. Los hongos de las uñas son contagiosos y se pueden transmitir mediante el uso de instrumentos _____.

    a. esterilizados   **c.** contaminados

    b. desinfectados   **d.** desechables   ____

11. Por lo general, la onicomadesis se debe a una infección localizada, a lesiones en la matriz o a _____.

    a. una enfermedad sistémica severa   **c.** alergias leves

    b. un medicamento externo   **d.** una uña de la mano astillada   ____

12. Cualquier deformidad o enfermedad de las uñas naturales se denomina _____.

    a. onicauxis   **c.** oniquia

    b. onicosis   **d.** paroniquia   ____

13. ¿Qué afección se caracteriza por láminas ungueales que son finas, blancas y más flexibles de lo normal?

    a. Melanoniquia   **c.** Panadizo

    b. Uña involuta   **d.** Uña quebradiza   ____

14. ¿Cuál de las siguientes opciones no es una causa frecuente de las manchas superficiales de las uñas?

    a. Quitaesmalte para uñas   **c.** Fumar

    b. Alergias   **d.** Mala circulación de la sangre   ____

15. La afección en la cual se forma un coágulo de sangre por debajo de la lámina úngueal que genera una mancha morada oscura, es _____.

    a. la decoloración de las uñas   **c.** las uñas de las manos azules

    b. los lechos ungueales magullados   **d.** las uñas involutas   ____

16. La condición en la que la piel viva alrededor de la uña se separa y se rompe es _____.
a. el padrastro
b. las líneas de Beau
c. la melanoniquia
d. la onicofagia
_____

17. El levantamiento de la lámina ungueal desde el lecho sin desprenderse es _____.
a. la onicosis
b. la onicocriptosis
c. la onicólisis
d. la onicomadesis
_____

18. El término _____ se refiere al oscurecimiento significativo de las uñas de las manos o de los pies.
a. melanoniquia
b. pterigión ungueal
c. paroniquia
d. hemorragias en astilla
_____

19. Cuando aumenta de manera transversal la curvatura a lo largo de la lámina ungueal, que lleva a que el borde libre pellizque los laterales y forme una curvatura profunda, se trata de una uña pinzada o _____.
a. uña magullada
b. uña circular
c. uña quebradiza
d. uña en forma de trompeta
_____

20. Las depresiones visibles que se extienden a lo ancho de la superficie de la uña natural se conocen como _____.
a. estriaciones
b. astillas
c. líneas de Beau
d. panadizo
_____

21. Las uñas de las manos se tornan azules por la falta de _____ en la circulación de los glóbulos rojos.
a. leucocitos
b. oxígeno recirculatorio
c. agua
d. melanina
_____

22. La coiloniquia son las uñas blandas con forma _____ y de cuchara.
a. convexa
b. cóncava
c. alargada
d. curva
_____

23. El término técnico para definir las manchas blancas o decoloraciones blancuzcas de las uñas es _____.
a. manchas de leuconiquia
b. albinismo
c. manchas de melanoniquia.
d. trastorno de pigmentación
_____

24. El término técnico para las uñas mordidas es
_____.
    a. onicorresis   **c.** onicofagia
    b. uñas involutas   **d.** onicólisis

25. Una afección anormal que se da cuando la piel se extiende
sobre la lámina ungueal se denomina _____.
    a. onicogrifosis   **c.** uña de cuerno
                                 de carnero
    b. uña con forma de garra   **d.** pterigión ungueal

26. Una infección micótica en la superficie de la uña natural se
conoce como _____.
    a. onicomicosis   **c.** onicogrifosis
    b. oniquia   **d.** paroniquia

27. La inflamación severa de la uña en la cual crece un bulto de
tejido rojo desde el lecho ungueal hacia la lámina ungueal
se denomina _____.
    a. tinea pedis   **c.** paroniquia
    b. granuloma piogénico   **d.** onicorresis

28. El término técnico para las uñas encarnadas es
_____.
    a. psoriasis ungueal   **c.** onicocriptosis
    b. onicorresis   **d.** onicofagia

29. Un examen adecuado de las manos le permitirá identificar
enfermedades, trastornos y otras condiciones como signos
de infecciones que detectará por dolor, enrojecimiento,
hinchazón, dolor punzante y _____.
    a. textura   **c.** nivel de humedad
    b. pus   **d.** tejido de las cicatrices

30. Luego de realizar un examen de las uñas, deberá identificar
cualquier tipo de onicosis, observar cuál podría ser la
causa, recomendar el servicio adecuado o derivar al cliente
con un médico y _____.
    a. conversar sobre el mantenimiento y el plan del servicio
       a futuro
    b. conversar sobre la fecha de la próxima cita
    c. programar un tratamiento para la onicosis
    d. agradecer al cliente por su tiempo

11 PROPIEDADES DEL CABELLO Y DEL CUERO CABELLUDO

1. El estudio científico del cabello, sus enfermedades y cuidados se denomina _____.
   a. dermatología
   b. tricología
   c. biología
   d. cosmetología _____

2. Las dos partes de una hebra madura de cabello humano son _____.
   a. la dermis y la epidermis
   b. el tallo del cabello y el folículo piloso
   c. la raíz del cabello y el tallo del cabello.
   d. la raíz del cabello y el folículo piloso _____

3. La depresión o cavidad de la piel o el cuero cabelludo en forma de tubo, que contiene la raíz del cabello es _____.
   a. el folículo piloso
   b. el tallo del cabello
   c. el bulbo piloso
   d. el cuero cabelludo _____

4. Los folículos pilosos *no* se encuentran en _____.
   a. el área de la frente
   b. el dorso de la mano
   c. las plantas de los pies
   d. la parte posterior del cuello _____

5. _____ es el músculo involuntario pequeño en la base del folículo piloso.
   a. La médula
   b. El músculo arrector pili
   c. La tinea
   d. La papila dérmica _____

6. La sustancia grasosa o aceitosa o que secretan las glándulas sebáceas se llama _____.
   a. sudor
   b. linfa
   c. catágena
   d. sebo _____

7. Para que los químicos penetren la cutícula saludable del cabello es necesario que _____.
   a. no tengan pH
   b. tengan un pH neutro
   c. tengan un pH alcalino
   d. tengan un pH ácido _____

8. La médula se compone de células _____.
   a. con forma de varilla
   b. redondeadas
   c. con forma de espiral
   d. rectangulares _____

9. Durante la etapa _____, se produce nuevo cabello porque se fabrican células nuevas en el folículo piloso.
   a. anágena
   b. catágena
   c. de descanso
   d. telógena

10. Los elementos principales que forman el cabello humano son carbono, oxígeno, hidrógeno, _____.
    a. plomo y zinc
    b. queratina y selenio
    c. boro y calcio
    d. nitrógeno y azufre

11. Los enlaces químicos fuertes que unen aminoácidos se denominan _____.
    a. enlaces convexos
    b. enlaces peptídicos
    c. enlaces de hidrógeno
    d. enlaces laterales

12. ¿Qué tipo de melanina le otorga al cabello colores naturales que varían desde el rojo y el anaranjado hasta tonos rubios o amarillos?
    a. Feomelanina
    b. Eumelanina
    c. Polimelanina
    d. Biomelanina

13. Los asiáticos tienden a tener cabello _____.
    a. extremadamente liso
    b. muy rizado
    c. liso a ondulado
    d. ondulado a rizado

14. Para ayudar a minimizar los nudos al lavar el cabello extremadamente rizado es necesario utilizar _____.
    a. un champú seco
    b. manipulaciones fuertes del cuero cabelludo
    c. un enjuague para desenredar
    d. un champú antibacterial

15. La textura del cabello se clasifica como _____.
    a. ondulado, liso o rizado
    b. áspero, medio o fino
    c. claro, medio u oscuro
    d. largo, medio o corto

16. La medida del número de hebras individuales de cabello por pulgada cuadrada (2,5 cm^2) en el cuero cabelludo es _____.
    a. la densidad del cabello
    b. la elasticidad del cabello
    c. la textura del cabello
    d. la porosidad del cabello

17. En comparación con el cabello con porosidad alta, los servicios químicos que se realizan en cabello con porosidad baja requieren _____.
    a. soluciones neutras
    b. soluciones más ácidas
    c. soluciones del mismo pH
    d. soluciones más alcalinas

18. El cabello mojado con elasticidad normal se estira hasta un
_____ de su extensión original y vuelve a la misma
longitud sin romperse.

a. 25 por ciento   **c.** 50 por ciento
b. 40 por ciento   **d.** 70 por ciento   ____

19. El cabello y el cuero cabelludo grasosos se pueden tratar
mediante un lavado adecuado con _____.

a. una solución con vinagre   **c.** un champú hidratante
b. un champú neutralizante   **d.** un champú seco   ____

20. ¿Qué tipo de cabello casi nunca tiene médula?

a. Grasoso   **c.** Terminal
b. Pigmentado   **d.** Vello   ____

21. ¿Durante qué fase catágena, el canal del folículo se encoge
y se desprende de las papilas dérmicas?

a. Patágena   **c.** Anágena
b. Telógena   **d.** Catágena   ____

22. El crecimiento promedio del cabello del cuero cabelludo
saludable es de _____.

a. ½ pulgada (1,25 cm) por semana
b. 1 pulgada (2,5 cm) por semana
c. ½ pulgada (1,25 cm) por mes
d. 1 pulgada (2,5 cm) por mes   ____

23. El término técnico que se utiliza para describir el cabello
blanco es _____.

a. canas   **c.** alopecia
b. tinea   **d.** albino   ____

24. Una condición de crecimiento anormal del vello terminal en
áreas del cuerpo en las que generalmente solo crece vello
suave es _____.

a. tricorrexia   **c.** hipertricosis
b. cabello en franjas   **d.** canas   ____

25. El término técnico para la caspa es _____.

a. canas   **c.** alopecia
b. pitiriasis   **d.** simples   ____

26. ¿Cuál de las cinco estructuras principales de la raíz del
cabello contiene la sangre y los nervios que suministran los
nutrientes necesarios para el crecimiento del cabello?

a. Papila dérmica   **c.** Folículo piloso
b. Bulbo piloso   **d.** Glándulas sebáceas   ____

27. Debido a que son tantos, los enlaces salinos son responsables de aproximadamente _____ de la resistencia total del cabello.
    a. un cuarto   c. un tercio
    b. la mitad   d. dos tercios

28. La fase anágena generalmente dura entre tres a cinco _____.
    a. días   c. meses
    b. semanas   d. años

29. El cabello del cuero cabelludo crece _____ en las mujeres que en los hombres.
    a. más lentamente   c. más delgado
    b. más rápidamente   d. más grueso

30. La fase _____ marca el fin de la fase de crecimiento.
    a. telógena   c. anágena
    b. de descanso   d. catágena

31. Los masajes en el cuero cabelludo _____ el crecimiento del cabello.
    a. estimulan   c. no aumentan
    b. disminuyen   d. son necesarios para

32. En comparación al cabello pigmentado, el cabello canoso es _____.
    a. exactamente igual c. más resistente
    b. más suave   d. menos resistente

33. Las secciones transversales del cabello _____.
    a. son siempre redondas
    b. son siempre ovaladas
    c. son siempre ovaladas aplanadas
    d. pueden ser casi de cualquier forma

34. Los hombres calvos se perciben comúnmente como _____.
    a. más asertivos
    b. más jóvenes
    c. más atractivos físicamente
    d. menos exitosos

35. A los 35 años, casi el _____ de hombres y mujeres muestran cierto grado de pérdida del cabello.
    a. 20   c. 40
    b. 30   d. 50

36. La finasterida es un medicamento por vía oral recetado para la pérdida del cabello, que está destinado _____.
    a. solo a hombres   **c.** a hombres y mujeres
    b. solo a mujeres   **d.** a animales

37. Las canas congénitas existen _____.
    a. antes o en el   **c.** durante la
       momento del nacimiento   edad madura
    b. durante la adolescencia   **d.** en los últimos años
                                            de la vida

38. La caspa se puede confundir fácilmente con _____.
    a. la tinea   **c.** la pediculosis capitis
    b. el cuero cabelludo seco   **d.** la tricoptilosis

39. Según investigaciones actuales, la caspa es el resultado de un hongo denominado _____.
    a. bacteria   **c.** parásito
    b. virus   **d.** fungicida

40. Cuando las células vivas del cabello se forman e inician su camino por el folículo piloso, maduran en un proceso denominado _____.
    a. neutralización   **c.** queratinización
    b. transición   **d.** maduración

41. La tinea se caracteriza por _____, escamas y, ocasionalmente, lesiones circulares dolorosas.
    a. entumecimiento   **c.** pérdida repentina
                                              del cabello
    b. ampollas   **d.** picazón

42. La infestación por piojos del cabello y del cuero cabelludo se denomina _____.
    a. hipertricosis   **c.** pediculosis capitis
    b. tricoptilosis   **d.** fragilitas crinium

43. Un carbunco es similar al forúnculo, pero es _____.
    a. más pequeño   **c.** más duro
    b. más grande   **d.** más suave

44. El cabello fino es _____ que el cabello áspero o medio.
    a. más grueso
    b. más difícil de procesar
    c. más difícil de dañar
    d. más frágil

45. El cabello grueso _____.
   a. tiene el diámetro más pequeño
   b. es la textura de cabello más común
   c. no es resistente a los servicios con productos químicos
   d. es más fuerte que el cabello fino

46. _____ es la capa más externa del cabello.
   a. La cutícula del cabello   **c.** El folículo piloso
   b. El bulbo piloso   **d.** La raíz del cabello

47. Las glándulas sebáceas en la piel que están conectadas con los folículos pilosos son las glándulas _____.
   a. cistinas   **c.** sebáceas
   b. simples   **d.** escútulas

48. Un enlace _____ es físico, frágil y se rompe fácilmente con el agua o el calor.
   a. hidrógeno   **c.** hidrófobo
   b. hidrófilo   **d.** hélice

49. El cabello está formado aproximadamente por _____ de proteína.
   a. 60   **c.** 80
   b. 70   **d.** 90

50. La pérdida total del cabello se conoce como _____.
   a. alopecia areata   **c.** alopecia total
   b. alopecia androgénica   **d.** alopecia universal

51. La hipertricosis también se conoce como _____.
   a. cabello en franjas   **c.** canas
   b. hirsutismo   **d.** puntas del cabello abiertas

52. El hongo que existe de manera natural que causa los síntomas de la caspa cuando crece sin control es _____.
   a. la médula   **c.** la malassezia
   b. el monilétrix   **d.** la hipertricosis

53. _____ es la parte más inferior de una hebra de cabello.
   a. La raíz del cabello   **c.** La cutícula del cabello
   b. El bulbo piloso   **d.** El folículo piloso

54. El término técnico para el cabello de forma arrosariada es _____.
   a. monilétrix   **c.** tricorrexia nudosa
   b. fragilitas crinium   **d.** hipertricosis

55. Una enfermedad de la piel altamente contagiosa causada por el parásito llamado ácaro que se entierra debajo de la piel es _____.
- **a.** la capitis
- **b.** la sarna
- **c.** el forúnculo
- **d.** el carbunco ____

56. El término para la forma de espiral de una proteína enroscada es _____.
- **a.** matriz
- **b.** cistina
- **c.** hélice
- **d.** cisteína ____

57. Afeitar, cortar con maquinilla y cortar en general el cabello de la cabeza _____.
- **a.** hacen que crezca más rápido
- **b.** hacen que crezca más oscuro
- **c.** hacen que crezca más áspero
- **d.** no afectan el crecimiento del cabello ____

58. La costra seca, amarilla sulfúrica, con forma de copa en el cuero cabelludo se denomina _____.
- **a.** tinea barbae
- **b.** sarna
- **c.** escútula
- **d.** roncha ____

59. _____ son parte del sistema integumentario.
- **a.** El cabello, la piel y los huesos
- **b.** El cabello, la piel, las uñas y las glándulas
- **c.** El cabello, las glándulas y los huesos
- **d.** Las uñas, la piel y los músculos ____

60. El vello largo, grueso y pigmentado del cuero cabelludo, las piernas, los brazos y el cuerpo de hombres y mujeres se llama _____.
- **a.** vello suave
- **b.** lanugo
- **c.** vello adicional
- **d.** vello terminal ____

61. El término técnico para el cabello nudoso es

_____.
- **a.** tricorrexia nudosa
- **b.** monilétrix
- **c.** tricoptilosis
- **d.** hipertricosis ____

62. La _____ es la capa más interna del cabello y está compuesta de células redondeadas.
- **a.** tinea
- **b.** monilétrix
- **c.** médula
- **d.** escútula ____

63. Cuando el cabello deja el folículo a cierto ángulo y forma un patrón o un flujo de cabello en la cabeza, se origina _____.

a. el cabello de la coronilla
b. un mechón parado
c. el cabello en franjas
d. un remolino

64. La parte del cabello que se localiza debajo de la superficie de la epidermis se denomina _____.

a. raíz del cabello
b. tallo del cabello
c. flujo de cabello
d. bulbo piloso

65. Un patrón determinado de flujo de cabello que suele ser más evidente en el contorno del cuero cabelludo frontal de personas con cabello corto y grueso es _____.

a. la cistina
b. la cisteína
c. la corteza
d. un mechón parado

66. La capacidad del cabello para absorber humedad se denomina _____.

a. absorbencia de cabello
b. porosidad del cabello
c. saturación del cabello
d. flujo del cabello

67. La capa media del cabello se llama _____.

a. corteza
b. carbunco
c. canas
d. catágena

68. Una enfermedad autoinmune que provoca que el sistema inmunitario de la persona ataque por error los folículos pilosos se denomina _____.

a. alopecia androgénica
b. alopecia areata
c. alopecia total
d. alopecia universal

69. El vello suave también se conoce como _____.

a. lanugo
b. lantionina
c. malassezia
d. monilétrix

70. El término técnico para la tiña es _____.

a. tinea
b. tinea barbae
c. tiña favosa
d. tinea capitis

CAPÍTULO 12 CONCEPTOS BÁSICOS DE QUÍMICA

1. La química inorgánica es el estudio de sustancias que no contienen el elemento carbono, pero que pueden contener, ¿cuál elemento?
   a. Silicio
   b. Oxígeno
   c. Hidrógeno
   d. Nitrógeno ____

2. _____ es una sustancia que no se puede reducir en otras más simples sin perder su identidad.
   a. Un compuesto
   b. Un ión
   c. Una molécula
   d. Un elemento ____

3. La combinación química de dos o más átomos en proporciones definidas forma _____.
   a. un aminoácido
   b. una molécula
   c. una mezcla
   d. un solvente ____

4. _____ es una mezcla física estable de dos o más sustancias en un solvente.
   a. Una solución
   b. Una emulsión
   c. Un compuesto
   d. Un elemento ____

5. _____ es una sustancia que se disuelve en una solución.
   a. Un solvente
   b. Un álcali
   c. Un soluto
   d. Un ácido ____

6. Los líquidos que no se pueden mezclar para formar soluciones estables son _____.
   a. emulsiones
   b. suspensiones
   c. miscibles
   d. inmiscibles ____

7. Las mezclas físicas inestables de partículas no disueltas en un líquido son _____.
   a. suspensiones
   b. mezclas
   c. solutos
   d. emulsiones ____

8. Una mezcla física inestable de dos o más sustancias inmiscibles más un ingrediente especial se denomina _____.
   a. una suspensión
   b. una emulsión
   c. una mezcla
   d. una solución ____

9. _____ es una sustancia que hace posible que el aceite y el agua se puedan mezclar o emulsionar.
   a. Un agente reductor
   b. Un surfactante
   c. Un anión
   d. Un catión

10. La cola de una molécula surfactante tiene afinidad con el aceite o _____.
   a. es miscible
   b. es inmiscible
   c. es lipofílica
   d. es hidrófilo

11. Un átomo o molécula que lleva una carga eléctrica se denomina _____.
   a. alcalino
   b. ácido
   c. átomo
   d. ión

12. Los alfahidroxiácidos (AHA, Alpha hydroxy acids) derivan de _____ y se utilizan para exfoliar la piel y ayudar a ajustar el pH de ciertos productos.
   a. plantas
   b. sustancias químicas
   c. minerales
   d. fuentes de alimentos

13. Bajo ciertas circunstancias, las reacciones químicas que liberan una cantidad significativa de calor son _____.
   a. endotérmicas
   b. exotérmicas
   c. negativas
   d. positivas

14. Una sustancia que tiene un pH por debajo de 7,0 se considera _____.
   a. combustible
   b. neutra
   c. ácida
   d. alcalina

15. Las alcanolaminas se usan a menudo en lugar del amoníaco porque _____.
   a. producen menos olor
   b. son más económicas
   c. tienen una mejor textura
   d. son más efectivas

16. ¿Cuál de los siguientes no está compuesto por productos químicos orgánicos?
   a. Pesticidas
   b. Champús
   c. Telas sintéticas
   d. Minerales

17. Las moléculas elementales contienen dos o más _____ del mismo elemento en proporciones definidas.
   a. átomos
   b. iones
   c. cationes
   d. siliconas

18. El vapor es un _____ que se evaporó a un estado parecido al gaseoso.

   a. un elemento   **c.** líquido

   b. sólido   **d.** químico   ____

19. Un agente oxidante es una sustancia que libera _____.

   a. hidrógeno   **c.** oxígeno

   b. nitrógeno   **d.** carbono   ____

20. Una sustancia pura es una combinación química de materia en proporciones _____.

   a. desiguales   **c.** líquidas

   b. fijas   **d.** vaporizadas   ____

21. Otro ejemplo de _____ es la brillantina del esmalte para uñas que se puede separar del esmalte.

   a. una emulsión   **c.** una solución

   b. una mezcla   **d.** una suspensión   ____

22. Las emulsiones de agua en aceite son más _____ que las emulsiones de aceite en agua.

   a. grasosas   **c.** húmedas

   b. calientes   **d.** frías   ____

23. El ingrediente que se utiliza para aumentar el pH en productos capilares con el fin de permitir que la solución penetre en el tallo del cabello es _____.

   a. un aminoácido   **c.** una solución alcalina

   b. amoníaco   **d.** alfahidroxiácido   ____

24. Los compuestos orgánicos volátiles contienen _____ y se evaporan muy fácilmente.

   a. carbono   **c.** oxígeno

   b. hidrógeno   **d.** nitrógeno   ____

25. La reacción química que combina una sustancia con oxígeno para producir un óxido se llama _____.

   a. combustión   **c.** ionización

   b. oxidación   **d.** reducción   ____

26. El término *logaritmo* significa múltiplos de _____.

   a. 5   **c.** 100

   b. 10   **d.** 1000   ____

27. La reacción química en la que la oxidación y la reducción se producen al mismo tiempo se denomina _____.
   a. redox
   b. oxidación
   c. ionización
   d. combustión

28. Toda sustancia que ocupa un espacio y tiene masa es _____.
   a. un átomo
   b. un elemento
   c. materia
   d. una reacción

29. Las características que solo se pueden determinar con una reacción o alteración química en la sustancia son _____.
   a. propiedades químicas
   b. propiedades elementales
   c. propiedades moleculares
   d. propiedades físicas

30. Una combinación química de materia en proporciones definidas se llama _____.
   a. sustancia atómica
   b. sustancia combinada
   c. sustancia miscible
   d. sustancia pura

31. Una combinación física de materia en cualquier proporción es una _____.
   a. mezcla química
   b. mezcla combinada
   c. mezcla física
   d. sustancia pura

32. _____ es el componente químico más pequeño de un elemento.
   a. El anión
   b. El átomo
   c. El catión
   d. La molécula

33. La oxidación rápida de cualquier sustancia, junto con la producción de calor y luz, se denomina _____.
   a. reducción
   b. emulsión
   c. ionización
   d. combustión

34. Las características que se pueden determinar sin una reacción química y que no involucran cambios químicos en la sustancia, son _____.
   a. propiedades químicas
   b. propiedades elementales
   c. propiedades moleculares
   d. propiedades físicas

13 CONCEPTOS BÁSICOS DE ELECTRICIDAD

1. El movimiento de electrones de un átomo a otro por medio de un conductor se llama _____.
   - **a.** carga eléctrica
   - **b.** electricidad
   - **c.** flujo de energía
   - **d.** chispa _____

2. Los cables eléctricos están recubiertos por un material que no transmite electricidad, como un recubrimiento de goma o plástico. Este material se conoce como _____.
   - **a.** aislante
   - **b.** conductor
   - **c.** circuito
   - **d.** fusible _____

3. El aparato que transforma la corriente continua en corriente alterna es _____.
   - **a.** el rectificador
   - **b.** el disyuntor
   - **c.** el inversor
   - **d.** la caja de fusibles _____

4. El término _____ se refiere a una corriente rápida e interrumpida que fluye primero en una dirección y luego en la dirección contraria.
   - **a.** corriente rectificadora
   - **b.** corriente alterna
   - **c.** corriente activa
   - **d.** corriente continua _____

5. La unidad que mide la presión o fuerza que empuja la corriente eléctrica hacia delante, a través de un conductor es _____.
   - **a.** el amperio
   - **b.** el vatio
   - **c.** el ohmio
   - **d.** el voltio _____

6. ¿Qué unidad mide la resistencia de una corriente eléctrica?
   - **a.** Ohmio
   - **b.** Vatio
   - **c.** Amperio
   - **d.** Voltio _____

7. El dispositivo que impide que pase demasiada corriente por un circuito se llama _____.
   - **a.** fusible
   - **b.** batería
   - **c.** kilovatio
   - **d.** amperio _____

8. El interruptor que interrumpe o corta automáticamente una corriente eléctrica ante la primera señal de sobrecarga es _____.

   a. un regulador de voltaje   **c.** un disyuntor

   b. un interruptor de amperios   **d.** un cargador de batería   ____

9. El electrodo negativo en un dispositivo de electroterapia se denomina _____.

   a. un ánodo   **c.** un carburo

   b. un electrón   **d.** un cátodo   ____

10. Un proceso que infunde un producto alcalino en los tejidos desde el polo negativo hacia el polo positivo se denomina _____.

   a. cataforesis   **c.** iontoforesis

   b. anaforesis   **d.** microcorriente   ____

11. La conexión a tierra completa _____ y conduce la corriente a la tierra de manera segura.

   a. una carga eléctrica   **c.** un flujo de electrones

   b. un circuito eléctrico   **d.** una microcorriente   ____

12. Todos los artefactos eléctricos que utilice deben _____.

   a. funcionar con baterías

   b. tener certificación UL

   c. tener un enchufe de dos patas

   d. usarse cerca del agua   ____

13. Al utilizar _____, el electrodo activo es el electrodo utilizado en el área que se va a tratar.

   a. corriente alterna   **c.** corriente eléctrica

   b. corriente continua   **d.** corriente galvánica   ____

14. La microcorriente se puede utilizar para _____ y devolver la elasticidad.

   a. disminuir el metabolismo   **c.** disminuir la circulación de la linfa

   b. aumentar el tono muscular   **d.** evitar reacciones ácidas   ____

15. Solo los profesionales certificados deben utilizar _____.

   a. secadores de cabello   **c.** equipos de terapia de luz

   b. máquinas de vapor eléctricas   **d.** vaporizadores eléctricos   ____

16. Una longitud de onda es la distancia entre los picos sucesivos de ondas _____.
    a. eléctricas
    c. galvánicas
    b. electromagnéticas
    d. infrarrojas ____

17. La luz invisible es la luz que se encuentra al final del _____ que es invisible a simple a vista.
    a. espectro electromagnético
    c. espectro de radiación
    b. espectro de resplandor
    d. espectro de luz visible ____

18. La luz ultravioleta C (UVC, Ultraviolet C) _____.
    a. se utiliza en las camas de bronceado
    b. tiene la longitud de onda más larga
    c. con frecuencia se denomina "luz que quema"
    d. es bloqueada por la capa de ozono ____

19. Los catalizadores son sustancias que aceleran las _____.
    a. reacciones químicas
    c. reacciones alcalinas
    b. reacciones ácidas
    d. reacciones fototóxicas ____

20. Todos los láseres funcionan por un proceso conocido como _____ selectiva.
    a. emisión
    c. fototermólisis
    b. electrólisis
    d. fotosíntesis ____

21. La corriente constante y continua, con un polo positivo y uno negativo, que produce cambios químicos cuando pasa por los tejidos y los fluidos corporales se conoce como corriente _____.
    a. galvánica
    c. continua
    b. alterna
    d. conductora ____

22. El nivel sumamente bajo de electricidad que refleja los impulsos eléctricos naturales del cuerpo se denomina _____.
    a. minicorriente
    c. miliamperio
    b. microcorriente
    d. corriente interna ____

23. Un dispositivo médico que emplea diversos colores y longitudes de onda de luz concentrada para tratar afecciones como exceso de vello y arañas vasculares se llama _____.
    a. láser
    c. luz pulsada intensa
    b. dispositivo de luz infrarroja
    d. diodo emisor de luz ____

24. La corriente térmica o productora de calor con una alta frecuencia de oscilación o vibración que se usa comúnmente en tratamientos faciales y del cuero cabelludo se llama _____.

    a. corriente emisora de luz Tesla

    b. luz ultravioleta

    c. luz pulsada intensa

    d. corriente de alta frecuencia Tesla   ____

25. Un dispositivo que funciona como liberador de luz en la piel para estimular respuestas específicas a profundidades precisas del tejido cutáneo se denomina _____.

    a. láser   **c.** luz pulsada intensa

    b. dispositivo de luz infrarroja   **d.** diodo emisor de luz   ____

26. Por seguridad, utilice únicamente _____ enchufe en cada tomacorrientes.

    a. un   **c.** tres

    b. dos   **d.** cuatro   ____

27. Cuando _____ se calienta, produce iones positivos y negativos que cancelan las cargas eléctricas en el cabello que provocan la electricidad estática.

    a. el aluminio   **c.** la turmalina

    b. el acero inoxidable   **d.** el aislante   ____

28. La aplicación de luz UV puede ser beneficiosa, se debe efectuar con el máximo cuidado y de la manera adecuada, con un profesional calificado, puesto que la sobreexposición puede provocar _____ de piel.

    a. alergias   **c.** resequedad

        e irritación   y escamación

    b. daños   **d.** desprendimiento

        y cáncer   excesivo   ____

29. El uso de luz _____ reduce el acné y las bacterias en la piel.

    a. verde   **c.** amarilla

    b. roja   **d.** azul   ____

30. La unidad que mide cuánta energía eléctrica se usa en un segundo es un _____.

    a. ohmio   **c.** vatio

    b. voltio   **d.** amperio   ____

14 PRINCIPIOS DEL DISEÑO DE PEINADOS

PREGUNTAS DE OPCIÓN MÚLTIPLE

1. Los servicios de infusión de productos químicos que producen cambios en la textura natural, los rizos o _____ del cabello se consideran permanentes y no podrán regresar a su patrón original.
   a. el espesor
   b. el patrón de ondulación
   c. la elasticidad
   d. el color ____

2. Para un cliente con un tono de piel dorado, el color de cabello _____ le quedaría bien.
   a. contrastante
   b. tonalizado
   c. cálido
   d. frío ____

3. Para diseñar un peinado para una mujer con caderas grandes u hombros amplios, el estilista preferirá crear un estilo _____.
   a. con mayor volumen
   b. con menor volumen
   c. más largo
   d. con colores más oscuros ____

4. El equilibrio se define como la determinación de proporciones iguales o apropiadas para, a su vez, crear _____.
   a. amplitud
   b. simetría
   c. estructura
   d. espacio ____

5. Se establece un equilibrio _____ cuando las dos mitades imaginarias de un peinado tienen el mismo peso visual, pero están ubicadas de manera dispar.
   a. horizontal
   b. diagonal
   c. simétrico
   d. asimétrico ____

6. _____ es una pulsación regular o un patrón de movimiento recurrente en un diseño.
   a. El ritmo
   b. La armonía
   c. El foco
   d. El equilibrio ____

7. El área de un diseño hacia donde se dirige el ojo antes de observar el resto se denomina _____.
   a. equilibrio   c. énfasis
   b. eje   d. vértice ____

8. Para compensar o redondear los rasgos de un rostro cuadrado, la opción del estilista es _____.
   a. crear la ilusión de amplitud en la frente
   b. agregar volumen a los costados
   c. hacer que la cara parezca más corta
   d. crear volumen entre las sienes y la mandíbula ____

9. El perfil _____ tiene la frente y el mentón hundidos.
   a. cóncavo   c. recto
   b. circular   d. convexo ____

10. La sección triangular que comienza en el vértice o punto superior de la cabeza y termina en las esquinas frontales se denomina _____.
    a. coronilla   c. área de línea
    b. área del flequillo   d. área convexa ____

11. La textura del diseño se puede crear temporalmente con _____.
    a. técnicas a base de calor o fijación en húmedo
    b. técnicas a base de frío o fijación en húmedo
    c. técnicas a base de calor o fijación en seco
    d. técnicas a base de frío o fijación en seco ____

12. ¿Cuál de las siguientes opciones no es una característica física que se toma en cuenta al diseñar un peinado artístico y adecuado?
    a. Postura corporal   c. Color natural del cabello
    b. Rasgos faciales   d. Forma de la cabeza ____

13. En su estado natural, el cabello _____ no soporta muchas opciones de peinado.
    a. liso y medio   c. liso y fino
    b. liso y grueso   d. ondulado y fino ____

14. ¿Qué tipo de cabello ofrece la mayor versatilidad para el peinado?
    a. Cabello medio y ondulado   c. Cabello fino y ondulado
    b. Cabello liso y grueso   d. Cabello liso y fino ____

15. Para facilitar el peinado, el cabello _____ se suele llevar mejor corto.
   a. rizado y medio
   b. rizado y grueso
   c. extremadamente rizado y grueso
   d. muy rizado y fino _____

16. El perfil _____ tiene la frente y el mentón prominentes.
   a. cóncavo   **c.** recto
   b. convexo   **d.** ondulado _____

17. Para un cliente con _____, debe alejar el cabello del rostro llevándolo hacia atrás a la altura de las sienes.
   a. ojos muy unidos   **c.** nariz desviada
   b. frente grande   **d.** ojos separados _____

18. Para un cliente con _____, el cabello se debe peinar hacia delante en el área del mentón.
   a. mandíbula redonda   **c.** mentón pequeño
   b. mentón hundido   **d.** mentón grande _____

19. Para un cliente con una nariz _____, lleve el cabello hacia delante a la altura de la frente y alrededor de la cara con suavidad.
   a. ancha y plana   **c.** pequeña
   b. larga y angosta   **d.** prominente _____

20. Si un cliente hombre tiene _____, la barba corta o media y el bigote le afinarán el rostro y la apariencia general.
   a. cabello oscuro
   b. cabello claro
   c. rostro ancho y mandíbula grande
   d. rostro ancho y mejillas regordetas _____

21. Las líneas _____ sirven para crear longitud y altura en el diseño del peinado.
   a. verticales   **c.** de transición
   b. horizontales   **d.** simples _____

22. Para lograr amplitud en un peinado, utilice líneas _____.
   a. perpendiculares   **c.** diagonales
   b. horizontales   **d.** direccionales _____

23. Las líneas _____ son las que se pueden mover en el sentido de las agujas del reloj o en sentido contrario para crear la ilusión de movimiento.

a. curvas
b. horizontales
c. simples
d. paralelas

24. Las líneas repetidas, que se conocen como líneas _____, pueden ser rectas o curvas.

a. simples
b. verticales
c. direccionales
d. paralelas

25. Las líneas con un movimiento definido hacia delante o hacia atrás son líneas _____.

a. de transición
b. perpendiculares
c. direccionales
d. diagonales

26. El rostro de forma cuadrada _____.

a. es angosto en la sienes
b. tiene mejillas hundidas
c. es redondeado en la mandíbula
d. es angosto en el tercio medio del rostro

27. La forma del rostro con frente angosta, con la parte más ancha a la altura de los pómulos y el mentón angosto se llama _____.

a. triángulo invertido
b. diamante
c. con forma de corazón
d. con forma de pera

28. El rostro _____ tiene frente angosta, mandíbula ancha y contorno de mentón amplio.

a. triangular
b. alargado
c. redondo
d. cuadrado

29. La forma de rostro con frente ancha y línea del mentón angosta se llama _____.

a. triangular
b. triángulo invertido
c. alargado
d. diamante

30. ¿Qué tipo de divisiones se usan para crear la ilusión de amplitud o altura en un peinado?

a. Laterales
b. Centrales
c. Diagonales
d. En zigzag

31. El contorno y las proporciones de un rostro _____ constituyen la base y el ideal para evaluar y modificar los demás tipos faciales.

a. alargado   c. redondo

b. con forma de corazón   d. ovalado   ____

32. El color funciona como una ilusión y ayuda a crear líneas de foco de _____.

a. dirección   c. luz

b. atención   d. sutilidad   ____

33. En función _____, el color puede resaltar o suavizar una característica particular de un estilo o del cabello de un cliente.

a. de la ubicación   c. del largo del cabello

b. del nivel   d. de la textura del cabello   ____

34. En el diseño de cabello, el estilista cumple con cinco estrategias fundamentales para lograr resultados exitosos que incluyen tener una visión, seguir un plan, trabajar en ese plan, intentarlo una y otra vez, y _____.

a. organizar las ideas

b. desarrollar una base sólida

c. asumir riesgos calculados

d. observar el pasado   ____

35. La forma de un rostro _____ tiene características alargadas y angostas con mejillas hundidas.

a. cuadrado   c. alargado

b. triangular   d. redondo   ____

CAPÍTULO *15*
CUIDADO DEL CUERO CABELLUDO, USO DE CHAMPÚS Y ACONDICIONADORES

1. ¿Cuál es el fin principal del servicio de lavado con champú?
   a. Recomendar a los clientes servicios adicionales.
   b. Limpiar el cabello y el cuero cabelludo.
   c. Diagnosticar enfermedades del cuero cabelludo.
   d. Analizar el cuero cabelludo. ____

2. ¿Cuál de las siguientes opciones se clasifica como un solvente universal?
   a. Sal
   b. Jabón
   c. Lejía
   d. Agua ____

3. Antes de que el agua ingrese a las tuberías del suministro público, se le agrega pequeñas cantidades de cloro para _____.
   a. matar bacterias
   b. añadir minerales
   c. ablandar el agua
   d. endurecer el agua ____

4. ¿En qué orden se detallan los ingredientes en las etiquetas del champú?
   a. En orden descendente, de mayor a menor.
   b. De menor a mayor porcentaje.
   c. Por la similitud de los ingredientes.
   d. En orden alfabético. ____

5. Un champú con pH balanceado tiene un pH con un rango de _____.
   a. 3,0 a 3,0
   b. 4,5 a 5,5
   c. 6,0 a 7,0
   d. 7,5 a 8,5 ____

6. ¿Cuál de las siguientes sustancias absorben la humedad o promueven su retención?
   a. Proteínas
   b. Siliconas
   c. Humectantes
   d. Conservantes ____

7. Un _____ está diseñado para penetrar la corteza y reforzar el tallo del cabello desde adentro, a fin de reconstruirlo temporalmente.
   a. acondicionador de limpieza
   b. acondicionador para el cuero cabelludo
   c. acondicionador sin enjuague
   d. acondicionador con proteínas

8. ¿Cuál de los siguientes productos se utiliza después de un tratamiento en el cuero cabelludo y antes del peinado para eliminar la acumulación de grasa?
   a. Loción medicada para el cuero cabelludo
   b. Loción astringente para el cuero cabelludo
   c. Acondicionador para el cuero cabelludo
   d. Acondicionador sin enjuague

9. El cabello nunca debe cepillarse antes de _____.
   a. un servicio químico
   b. una aplicación de champú
   c. un servicio de peinado
   d. un servicio de acondicionador

10. Los cepillos más recomendados para el cabello son los de _____.
    a. cerdas de nailon
    b. cerdas de plástico
    c. cerdas naturales
    d. cerdas metálicas

11. Como medida de seguridad para el cliente durante el lavado con champú, deberá regular la temperatura del agua al _____.
    a. esperar que el cliente le indique si la quiere más caliente o más fría
    b. mantener los dedos bajo el rociador
    c. utilizar la boquilla para rociar las palmas frecuentemente
    d. sumergir regularmente el codo en agua

12. Cuando existe una deficiencia en la oleosidad natural del cabello o el cuero cabelludo, es necesario aplicar un tratamiento seco que contenga _____.
    a. productos a base de aceites minerales
    b. productos a base de aceites sulfonatados
    c. preparaciones con jabones fuertes
    d. ingredientes humectantes y emolientes

13. El masaje es un método de manipulación del cuero cabelludo en el cual se aplica fricción, puntura, sobado o _____ con las manos.
   a. estiramiento   **c.** ablandando
   b. golpeteo   **d.** rascado

14. La oleosidad excesiva se debe a _____.
   a. los poros obstruidos
   b. un hongo llamado malassezia
   c. la actividad excesiva de las glándulas sebáceas
   d. la inactividad de las glándulas sebáceas

15. Para producir espuma con un champú, debe usar _____.
   a. las yemas de los dedos   **c.** las palmas
   b. las uñas   **d.** los laterales de los dedos

16. La diferencia principal entre un masaje de relajación y uno de tratamiento es _____.
   a. la duración del masaje
   b. el tipo de capa que se utiliza
   c. el movimiento de los dedos
   d. los productos que utiliza

17. Debe seleccionar el champú de acuerdo con _____.
   a. la condición del cabello y el cuero cabelludo del cliente
   b. la cantidad de dinero que el cliente quiera pagar
   c. el tipo de champú que más tenga en stock
   d. el tipo de servicio planificado después del lavado con champú

18. Los champús para realzar el color se utilizan para _____.
   a. opacar el color del cabello
   b. agregar mucho color al cabello
   c. agregar tono naranja al cabello
   d. eliminar tonos no deseados del cabello

19. Los acondicionadores para tratamiento o reparación son de penetración profunda y restauran _____ y la humectación del cabello.
   a. la queratina   **c.** la nutrición
   b. la proteína   **d.** la silicona

20. Un protector térmico en aerosol se aplica al cabello antes de cualquier servicio térmico para protegerlo de los efectos perjudiciales del _____.

a. corte de cabello

b. lavado con champú

c. lavado con acondicionador

d. secado con secador ____

21. Para un cliente con cabello _____, se recomienda utilizar un champú limpiador suave y un acondicionador sin enjuague liviano.

a. seco, dañado y fino

b. fino y liso

c. rizado y medio

d. rizado y grueso ____

22. Los productos adecuados para el cabello grueso, seco y dañado incluyen _____.

a. champú para otorgar volumen

b. enjuague de acabado

c. tratamientos protectores térmicos en aerosol

d. tratamientos acondicionadores profundos y máscaras para el cabello ____

23. La Parte uno del Procedimiento de cuidado del cabello de tres partes consiste en _____.

a. ayudar al cliente con el proceso de programación y pago

b. realizar el servicio que el cliente ha solicitado

c. limpiar y desinfectar las herramientas, los implementos y los materiales

d. asesorar al cliente y promover los productos ____

24. ¿Cuál es la manera correcta de enjuagar los implementos después de limpiarlos?

a. Colocarlos bajo agua tibia corriente.

b. Colocarlos bajo agua fría corriente.

c. Sumergirlos en una tina con agua tibia.

d. Sumergirlos directamente en el desinfectante. ____

25. Durante el procedimiento posterior al servicio, es importante determinar si el cliente está satisfecho, recomendarle procedimientos de mantenimiento casero y _____.

a. comentarle sobre los próximos eventos sociales

b. conversar sobre productos para el hogar

c. explicarle los posibles aumentos de precios

d. revisar sus opciones de servicios ____

26. El agua de lluvia o bajo tratamiento químico que solo contiene una pequeña cantidad de minerales se llama _____.

a. agua blanda   **c.** agua desionizada
b. agua dura   **d.** agua carbonatada   ____

27. El agua que contiene minerales que disminuyen la capacidad del jabón o champú para producir espuma adecuadamente se denomina _____.

a. agua blanda   **c.** agua desionizada
b. agua dura   **d.** agua destilada   ____

28. Para ofrecer un masaje de cuero cabelludo, debe utilizar movimientos lentos, deliberados y _____.

a. firmes   **c.** exagerados
b. mecánicos   **d.** suaves   ____

29. Un champú que contiene ingredientes especiales que son muy eficaces para reducir la caspa o aliviar otras afecciones del cuero cabelludo se denomina champú _____.

a. equilibrante   **c.** medicado
b. de limpieza profunda   **d.** no decolorante   ____

30. El champú está diseñado para hacer que el cabello se vea más suave, brillante y más maleable se denomina champú _____.

a. de limpieza profunda   **c.** equilibrante
b. acondicionador   **d.** medicado   ____

31. El champú que contiene un agente quelante activo que se une a los metales y los elimina del cabello se llama champú _____.

a. de limpieza profunda   **c.** acondicionador
b. quelante   **d.** equilibrante   ____

32. El champú diseñado para eliminar el exceso de grasa y que, al mismo tiempo, impide que el cabello se seque se denomina champú _____.

a. equilibrante   **c.** acondicionador
b. de limpieza profunda   **d.** medicado   ____

33. El champú que limpia el cabello sin usar agua y jabón es el champú _____.

a. humectante   **c.** seco
b. suave   **d.** astringente   ____

34. El extremo _____ de una molécula surfactante atrae agua.

a. lipofílico

b. humectante

c. hidrófilo

d. astringente

___

35. Antes de cubrir al cliente, asegúrese de aplicar las prácticas de control de infecciones y de _____ cada capa antes de usarse.

a. enjuagar y secar bien

b. desdoblar y airear

c. eliminar cualquier arruga

d. lavar en una solución desinfectante

___

36. Un acondicionador es un agente químico especial que se aplica en el cabello para depositar proteínas o hidratantes para ayudar a restaurar su fuerza, _____, darle cuerpo y protegerlo contra posibles roturas.

a. deshidratar

b. agregar humedad

c. quitar el aceite

d. reparar el cabello

___

37. El champú que contiene poco jabón o casi nada de base de jabón alcalino se conoce como _____.

a. libre de sulfatos

b. para realce del color

c. neutralizante

d. fortalecedor

___

38. Mientras más alcalino sea el champú, _____.

a. más suave y neutral será y neutral será

b. más fuerte y útil será

c. más agresivo y fuerte será

d. más suave y espumoso será

___

39. Antes de realizar cualquier servicio, deberá analizar el cabello y el cuero cabelludo del cliente y verificar, ¿cuál de las siguientes condiciones?

a. Color del cabello

b. Adelgazamiento del cabello

c. Porcentaje de canas

d. Densidad del cabello

___

40. El extremo _____ de una molécula surfactante atrae aceite.

a. humectante

b. hidrófilo

c. astringente

d. lipofílico

___

CAPÍTULO *16* CORTE DE CABELLO

1. El punto de referencia que indica un cambio en la forma de la cabeza, de plana a redonda o viceversa, se denomina
   _____.
   a. coronilla
   b. esquina occipital
   c. cuatro esquinas
   d. surco parietal ____

2. Las líneas rectas que se utilizan para generar peso y cortes de un solo largo y baja elevación son _____.
   a. líneas paralelas
   b. líneas horizontales
   c. líneas de peso
   d. líneas diagonales ____

3. Las líneas rectas que se emplean para eliminar peso y crear cortes escalonados o en capas son _____.
   a. líneas de corte
   b. líneas diagonales
   c. líneas verticales
   d. líneas horizontales ____

4. Para llevar un control durante el corte, el cabello se divide en áreas de trabajo uniformes llamadas _____.
   a. bases
   b. líneas
   c. partes
   d. secciones ____

5. El ángulo en el que se colocan los dedos al hacer el corte que crea la forma final es la _____.
   a. elevación
   b. sección guía del cabello
   c. línea de corte
   d. línea perimetral ____

6. ¿Qué sección guía del cabello se utiliza para crear un corte en capas o escalonado?
   a. Sección guía para cortes escalonados
   b. Sección guía externa
   c. Sección guía para cortes rectos
   d. Sección guía de forma ____

7. La técnica para peinar el cabello en otra dirección a la de su caída natural, en lugar de alisarlo en forma perpendicular desde la cabeza, se llama _____.
   a. subsección
   b. cambio de la dirección
   c. sección guía para cortes escalonados
   d. corte sesgado natural ____

8. A un cliente de rostro alargado, el estilista debe recomendarle un estilo que añada _____.
   a. volumen y altura en la parte superior
   b. volumen a los lados
   c. peso en el mentón y la frente
   d. volumen en la longitud

9. Un estilista necesitará emplear una elevación menor en el cabello rizado que en los cabellos más lisos, o dejar el cabello un poco más largo debido a _____.
   a. la elasticidad
   b. el crecimiento
   c. la porosidad
   d. el encogimiento

10. La dirección en la cual crece el cabello desde el cuero cabelludo, también conocida como caída natural o posición de caída natural, es _____.
    a. el perímetro externo
    b. el área de flequillo
    c. la sección paralela
    d. el patrón de crecimiento

11. ¿Qué tipo de peine se utiliza para lograr efectos en punta cortos en la nuca y los laterales cuando se utiliza la técnica de tijeras sobre peine?
    a. Peine de dientes anchos
    b. Peine de barbero
    c. Peine de cola
    d. Peine de estilo

12. La técnica que se utiliza para liberar la mano de corte a fin de cortar una subsección se llama _____.
    a. mover las tijeras
    b. quitar el peine
    c. cambiar el peine de mano
    d. trabajar las tijeras

13. El término que se usa para describir la cantidad de presión que se ejerce al peinar y sostener una subsección es _____.
    a. tensión
    b. división en secciones
    c. elevación
    d. ángulo

14. Al cortar el cabello, una regla básica es pararse o sentarse _____.
    a. directamente detrás del área que está cortando
    b. directamente frente al área que está cortando
    c. a la derecha del área que está cortando
    d. a la izquierda del área que está cortando

15. Al realizar un corte _____, es frecuente utilizar una línea de corte horizontal y cortar por debajo de los dedos o por dentro de los nudillos.
  a. uniforme o escalonado en aumento
  b. con efecto en dos capas o en dos niveles
  c. en capas más corto o con apariencia enmarañada
  d. recto o escalonado más pesado ____

16. La línea visual en un corte de cabello, en donde cuelgan las puntas juntas, es la _____.
  a. sección guía del cabello   **c.** línea graduada
  b. línea de peso   **d.** línea recta ____

17. La partición del corte de cabello en forma contraria a la que se corta, en la misma elevación, para verificar la precisión de la línea y la forma se llama _____.
  a. partición cruzada   **c.** elevación de espejo
  b. tensión uniforme   **d.** corte recto ____

18. Si usa los dientes anchos del peine al hacer un corte recto, siempre, peine la sección primero con los dientes finos y después _____.
  a. cambie la posición del peine para que quede en ángulo
  b. cambie el peine a la otra mano y peine con los dientes finos
  c. gire el peine y peine con los dientes anchos
  d. coloque el peine de lado y vuelva a peinar ____

19. Para ubicar el área del flequillo, es importante trabajar con _____, dónde y cómo se mueve el cabello sobre la cabeza.
  a. la forma de la cabeza   **c.** el flequillo
  b. la distribución natural   **d.** la línea de peso ____

20. Un método de crear capas o cortar el cabello en el que los dedos y las tijeras se deslizan a lo largo del borde del cabello para disminuir el largo se denomina _____.
  a. corte en ángulo   **c.** corte recto
  b. corte con navaja   **d.** corte de deslizamiento ____

21. El proceso que consiste en quitar espesor excesivo sin acortar el cabello se conoce como _____.
  a. corte recto   **c.** texturizar
  b. corte en ángulo   **d.** compensación ____

22. El proceso de adelgazamiento del cabello para lograr largos escalonados que se realiza con un movimiento deslizante de tijeras con las hojas parcialmente abiertas se llama _____.

a. desfilado   **c.** despunte
b. entresacado   **d.** corte en ángulo   ____

23. Cuando se utiliza la técnica de deslizamiento para quitar peso o sobre la superficie del corte, es mejor trabajar en un _____.

a. cabello dañado   **c.** cabello húmedo
b. cabello jabonoso   **d.** cabello seco   ____

24. Al utilizar la técnica de maquinilla sobre peine, la cantidad de pelo que se cortará se determina según el _____.

a. vértice de la cabeza   **c.** tamaño de la sección
b. ángulo del peine   **d.** tipo de maquinilla
                                          que se usa   ____

25. Si la tensión de la hoja está demasiado apretada, las tijeras se pegarán y originará un desgaste innecesario, y _____.

a. el usuario se fatigará
b. la perilla de ajuste se aflojará
c. el cabello se doblará
d. se acumularán residuos   ____

26. La capacidad para duplicar un corte ya existente o de crear uno nuevo a partir de una fotografía desarrollará una relación personal más sólida entre el estilista y _____.

a. los proveedores   **c.** los clientes
b. el gerente   **d.** los compañeros
                                          estilistas   ____

27. La elevación crea _____.

a. cortes escalonados   **c.** tintes
    y en capas   y coronillas
b. líneas de corte   **d.** encogimiento   ____

28. Una sección guía del cabello ubicada en la línea exterior del corte se conoce como _____.

a. parámetro   **c.** línea de corte
b. interior   **d.** perímetro   ____

29. Las tijeras deben afilarse _____.
   a. después de cada servicio   **c.** cada tres meses
   b. solamente cuando   **d.** cada seis meses
   sea necesario   ___

30. Debe utilizar tensión _____ en cabellos lisos para obtener líneas precisas.
   a. mínima   **c.** moderada
   b. máxima   **d.** cero   ___

31. El uso de una navaja en cabello _____ puede dañar la cutícula y encrespar el cabello.
   a. liso   **c.** rubio
   b. fino   **d.** rizado   ___

32. Un buen corte de cabello siempre comienza con _____.
   a. una buena consulta   **c.** un masaje del cuero cabelludo
   b. un buen lavado con champú   **d.** una carpeta de estilos   ___

33. El cabello del cliente se debe _____ antes de la consulta.
   a. ensuciar y peinar   **c.** lavar y peinar
   b. ensuciar y despeinar   **d.** lavar y despeinar   ___

34. Una forma rápida de analizar la forma del rostro es determinar si es _____.
   a. largo o corto   **c.** ancho o largo
   b. ancho o angosto   **d.** angosto o largo   ___

35. La textura del cabello se basa en _____ de cada hebra de cabello.
   a. la longitud   **c.** el color
   b. el espesor   **d.** la circunferencia   ___

36. La densidad del cabello es la cantidad de hebras de cabello individuales por _____ de cuero cabelludo.
   a. 1/4 de pulgada cuadrada   **c.** 1/2 pulgada cuadrada
   b. 1/3 de pulgada cuadrada   **d.** 1 pulgada cuadrada   ___

37. Las maquinillas _____.
   a. se utilizan principalmente en cortes de cabello largo
   b. nunca se deben usar sin una guarda
   c. se emplean principalmente para quitar volumen al cabello
   d. se pueden usar con guardas para cortar de diferentes longitudes   ___

38. Las tijeras moldeadas generalmente son _____ que las forjadas.
a. más económicas para adquirirlas
b. más costosas de producir
c. más fáciles de estirar hacia atrás y moldearlas
d. más densas ____

39. El _____ de un par de tijeras le permite tener un mayor control sobre ellas.
a. borde cortante
b. orificio para el pulgar
c. apoyo para el dedo
d. pivote y área de ajuste ____

40. Las tijeras se deben limpiar y lubricar _____.
a. después de atender a cada cliente
b. al final del día
c. una vez por semana
d. según sea necesario ____

41. Antes de comprar un par de tijeras, asegúrese de que la empresa tenga a una persona certificada para _____ en su área.
a. limpiarlas
b. lubricarlas
c. pulirlas
d. afilarlas ____

42. Saber cómo sostener sus herramientas en forma correcta le ayudará a evitar la tensión muscular en _____.
a. las piernas
b. los hombros
c. el pecho
d. los brazos ____

43. Mientras sostiene las tijeras en la palma, sostenga el peine entre los dedos _____.
a. pulgar, índice y medio
b. índice, medio y anular
c. medio, anular y meñique
d. pulgar, medio y meñique ____

44. Para lograr resultados constantes y equilibrados en un corte, es importante usar tensión _____.
a. mínima
b. moderada
c. máxima
d. consistente ____

45. Los cortes escalonados más pesados funcionan muy bien en cabellos que tienden a _____ al secarse.
a. contraerse
b. expandirse
c. rizarse más
d. volverse más brillantes ____

46. ¿Cuál de las siguientes afirmaciones sobre corte de cabello con navaja es verdadera?

    a. Un corte con tijeras brinda una apariencia más suave que un corte con navaja.

    b. La navaja da un efecto más suave en las puntas del cabello que las tijeras.

    c. Las tijeras tienen hojas mucho más finas que las navajas.

    d. Al utilizar una navaja, la línea es recta. _____

47. La texturización *no se puede* realizar con _____.

    a. tijeras de corte   **c.** navaja

    b. tijeras de entresacar   **d.** maquinillas _____

48. Al utilizar maquinillas, siempre debe trabajar _____ los patrones de crecimiento natural, especialmente en la nuca.

    a. con

    b. en contra de

    c. en forma perpendicular a

    d. de manera alternada y en contra de _____

49. Al realizar un corte de vello facial a un cliente hombre, es recomendable que revise _____ y, en caso de haber exceso de vello, pregúntele si quiere que lo recorte.

    a. solo las orejas

    b. solo las cejas

    c. las orejas y las cejas

    d. el pecho _____

50. El término _____ se refiere a la forma de la cabeza.

    a. forma de la cabeza   **c.** guía de la cabeza

    b. forma del cráneo   **d.** sección guía del cabello _____

51. Los lugares de la cabeza que marcan en donde la superficie de la cabeza cambia se denominan _____.

    a. cuatro esquinas   **c.** puntos de referencia

    b. ángulos   **d.** perímetros _____

52. El área más amplia de la cabeza es _____.

    a. el hueso occipital   **c.** la nuca

    b. el surco parietal   **d.** el vértice _____

53. El hueso que sobresale en la base del cráneo se denomina
_____.

    a. surco parietal   **c.** hueso occipital
    b. hueso orbital   **d.** nuca

54. El punto más alto en la parte superior de la cabeza es
_____.

    a. el vértice   **c.** el plateau
    b. el pico   **d.** la nuca

55. El área posterior del cuello se llama _____.
    a. bisel   **c.** mella
    b. moldeado   **d.** nuca

56. La sección triangular que comienza en el vértice y termina
en las esquinas frontales se llama _____.
    a. área posterior   **c.** área del bisel
    b. área del flequillo   **d.** coronilla

57. Una _____ es una marca continua y delgada que
se usa como guía.
    a. línea   **c.** capa
    b. forma de la cabeza   **d.** partidura

58. Las líneas paralelas al piso y relativas al horizonte son
líneas _____.
    a. verticales   **c.** diagonales
    b. horizontales   **d.** rectas

59. El espacio entre dos líneas o superficies que se cruzan en
un punto dado se llama _____.
    a. ángulo   **c.** bisel
    b. vértice   **d.** intersección

60. Las líneas perpendiculares al horizonte son líneas
_____.
    a. horizontales   **c.** diagonales
    b. rectas   **d.** verticales

61. Las líneas que tienen una dirección inclinada o en declive
son líneas _____.
    a. rectas   **c.** verticales
    b. horizontales   **d.** diagonales

62. La línea que divide el cabello en el cuero cabelludo se denomina _____.
- **a.** partidura
- **b.** bisel
- **c.** sección
- **d.** escalonamiento

____

63. Al crear capas uniformes, el cabello se eleva a _____ grados del cuero cabelludo y se corta al mismo largo.
- **a.** 180
- **b.** 90
- **c.** 60
- **d.** 45

____

64. ¿Qué tipo de borde de hoja le dará el corte más suave y es el más afilado posible?
- **a.** Un borde totalmente cóncavo
- **b.** Un borde parcialmente cóncavo
- **c.** Un borde totalmente convexo
- **d.** Un borde parcialmente desfilado

____

65. Al comprar tijeras, considere comprar aquella que tiene un sistema _____, ya que trabajará con ellas constantemente.
- **a.** que se adapte a la forma
- **b.** de autoajuste
- **c.** de autodesfilado
- **d.** que se ajuste al dedo

____

66. ¿Qué tipo de tijeras de textura son las mejores para agregar una mayor armonización?
- **a.** Tijeras para armonizar
- **b.** Tijeras para texturizar
- **c.** Tijeras de volumen
- **d.** Tijeras de entresacar

____

67. _____ es la clave para evitar que los movimientos repetitivos a largo plazo generen lesiones y otros trastornos musculoesqueléticos.
- **a.** La prevención
- **b.** La relajación
- **c.** El ejercicio
- **d.** La práctica

____

68. ¿Qué posición de la mano se emplea generalmente al cortar capas uniformes o en aumento?
- **a.** Corte por debajo de los dedos
- **b.** Corte palma a palma
- **c.** Corte por encima de los dedos
- **d.** Corte alrededor de la palma

____

69. ¿Qué corte de cabello se realiza con una elevación de un ángulo de 90 grados y luego se cambia la orientación para mantener el largo y el peso en el perímetro?

a. Corte escalonado   **c.** Corte recto

b. Corte en capas largas   **d.** Corte de melena

_____

70. Siempre realice divisiones consistentes y _____. Estas proporcionarán cantidades parejas de cabello a cada subsección y producirán resultados más precisos.

a. delgadas   **c.** duras

b. cortas   **d.** limpias

_____

71. Al realizar un corte escalonado a un cliente que tiene el cabello por debajo de los hombros, ¿qué técnica se utiliza para conectar las secciones superiores al largo?

a. Texturizar   **c.** Corte de deslizamiento

b. Tijeras sobre peine   **d.** Corte con maquinilla

_____

72. ¿Qué herramienta de corte debe evitar para cortar el cabello rizado?

a. Navaja   **c.** Tijeras

b. Maquinilla   **d.** Tijeras para texturizar

_____

73. Cuando utiliza la técnica de tijeras sobre peine, ¿cómo se realizan las particiones cruzadas en el corte?

a. Trabajando la zona de forma horizontal.

b. Trabajando la zona de forma vertical.

c. Trabajando la zona de forma diagonal.

d. Cortando por los dientes anchos del peine.

_____

74. ¿Qué corte es muy corto y comienza cerca del contorno del cuero cabelludo y luego se alarga gradualmente al ascender por la cabeza?

a. Corte recto   **c.** Corte rebajado

b. Corte en capas   **d.** Corte con efecto en punta

_____

75. ¿Cómo se llama el proceso en el que el cabello se contrae o levanta por acción de la pérdida de humedad o del secado?

a. Reducción   **c.** Contracción

b. Encogimiento   **d.** División

_____

17 PELUQUERÍA

1. El primer paso del proceso del peinado del cabello siempre es _____.
   - **a.** el lavado con champú con agua fría
   - **b.** el procedimiento para preparar al cliente
   - **c.** la consulta con el cliente
   - **d.** el tratamiento acondicionador

2. El proceso de modelado y dirección del cabello en un patrón de ondas con forma de S mediante el uso de los dedos, los peines y la loción para ondular con los dedos se llama _____.
   - **a.** peinado
   - **b.** ondulación con los dedos
   - **c.** rizos de cresta
   - **d.** colocación de rulos

3. Para la ondulación horizontal con los dedos, las ondulaciones se ubican _____.
   - **a.** arriba y abajo de la cabeza
   - **b.** en el lado pesado de la cabeza
   - **c.** abajo y de forma paralela
   - **d.** en los costados y paralelas alrededor de la cabeza

4. La base fija de un rizo con horquilla es _____.
   - **a.** la base
   - **b.** el rizo
   - **c.** la sección
   - **d.** la raíz

5. Los rizos con horquillas que forman rizos apretados, firmes, de larga duración y que permiten poca movilidad se conocen como _____.
   - **a.** rizos con horquillas fuera de la base
   - **b.** rizos con horquillas de medio tallo
   - **c.** rizos con horquillas en la base
   - **d.** rizos con horquillas sin tallo

6. Los rizos con horquillas modelados deben empezar en _____.
   - **a.** el extremo abierto
   - **b.** el lado cerrado
   - **c.** cualquier lado
   - **d.** el lado del modelado

7. Las bases de los rizos con horquillas más comunes pueden ser rectangulares, triangulares, cuadradas o _____.
   - **a.** en forma de "S"
   - **b.** en arco
   - **c.** sin base
   - **d.** circulares

8. Los rizos con horquillas a los que se les da el efecto de modelado y se forman sin levantar el cabello de la cabeza se llaman _____.

   a. rizos con tallo
   b. rizos de diseño
   c. rizos tallados
   d. rizos de cresta

9. El panel de cabello en el que se coloca el rulo se llama _____.

   a. raíz
   b. sección
   c. base
   d. subsección

10. El cabello entre el cuero cabelludo y el primer giro del rulo es _____.

    a. el rizo
    b. la base
    c. el arco
    d. la raíz

11. El punto en el que los rizos con dirección opuesta se encuentran para formar un área hueca se denomina _____.

    a. hendidura
    b. convexo
    c. surco
    d. onda

12. Para suavizar el cabello peinado en forma inversa, sostenga los dientes del peine o las cerdas del cepillo a un _____ apuntando en dirección opuesta a usted y mueva suavemente el peine sobre la superficie del cabello.

    a. ángulo de 15 grados
    b. ángulo de 45 grados
    c. ángulo de 90 grados
    d. ángulo de 0 grados

13. ¿Qué tipo de producto de peluquería también se conoce como mousse?

    a. Texturizador
    b. Fijador en aerosol
    c. Gel modelador
    d. Espuma

14. Un beneficio de utilizar _____ es que ofrecen una fijación más firme y duradera para cabellos finos con menor peso.

    a. geles espesos con peso
    b. fijadores en aerosol
    c. texturizadores
    d. pomadas

15. ¿Cuál de estos productos para peinar se aplica para humedecer el cabello (ondulado o extremadamente rizado) y, luego, se peina con secador a fin de obtener una apariencia suave y lisa que brinda la mayor fijación en ambientes secos?

    a. Espuma
    b. Gel alisador
    c. Gel en aerosol
    d. Mousse

16. Una forma para eliminar suciedad, grasa y residuos de las planchas térmicas es humedecer una toalla o trapo y limpiar el barril de la plancha con una solución jabonosa con unas gotas de _____.

    a. gel modelador
    b. peróxido
    c. amoníaco
    d. blanqueador

17. ¿Cuál de las siguientes es una técnica que se utiliza para alisar temporalmente el cabello extremadamente rizado o resistente hasta que se lave con champú se llama?
   a. Planchado del cabello   **c.** Rizado térmico
   b. Secado con secador   **d.** Limpieza profunda   ____

18. El proceso que consiste en aplicar dos veces un peine térmico para prensado a cada lado del cabello a fin de eliminar todos los rizos se denomina _____.
   a. planchado intenso   **c.** planchado térmico
   b. planchado suave   **d.** planchado mediano   ____

19. Es posible proporcionar flexibilidad a un cuero cabelludo rígido mediante el cepillado de cabello y el uso sistemático de_____.
   a. máscaras acondicionadoras
   b. masajes del cuero cabelludo
   c. champús hidratantes
   d. arreglos con rulos   ____

20. Al realizar un recogido, aléjese del trabajo para asegurarse de que _____. Use un espejo y mire todos los ángulos.
   a. la altura es   **c.** el volumen es
   adecuada   adecuado
   b. el equilibrio es adecuado   **d.** el efecto es adecuado   ____

21. Después de calentar la plancha a la temperatura deseada, pruébela sobre _____.
   a. el cabello del   **c.** un trozo de papel
   cliente   de seda
   b. su propio cabello   **d.** su dedo   ____

22. Al aplicar rulos, una vuelta y media creará _____.
   a. una ondulación   **c.** una hendidura
   b. rizos   **d.** un rizo en forma de C   ____

23. Los rulos térmicos se deben utilizar solo en _____.
   a. cabello húmedo   **c.** cabello seco
   b. cabello dañado   **d.** cabello rizado   ____

24. El moño francés es un peinado elegante y estilizado que puede usarse en cualquier ocasión, pero los clientes suelen solicitarlo para _____.
   a. un estilo veraniego relajante   **c.** actividades casuales
   b. un estilo cálido   **d.** un funcionamiento
   de invierno   formal   ____

25. ¿Cuánto tiempo deben permanecer los rulos de Velcro™ en el cabello?
   a. 5 a 10 minutos   **c.** 15 a 20 minutos
   b. 10 a 15 minutos   **d.** 20 a 30 minutos   ____

26. La envoltura de cabello se puede realizar _____.

    a. solo sobre
    cabello húmedo

    b. solo sobre
    cabello seco

    c. solo sobre cabello
    dañado

    d. sobre cabello
    húmedo o seco

27. La técnica para secar y peinar el cabello húmedo en una sola operación se llama _____.

    a. modelado

    b. peinado con secador

    c. despeinado

    d. envoltura de cabello

28. La boquilla del secador, o _____, es un dispositivo direccional que crea una corriente concentrada de aire.

    a. voluminizador

    b. raíz

    c. difusor

    d. concentrador

29. La ondulación y rizado térmico también se denomina _____.

    a. ondulación de "thio"

    b. ondulación directa

    c. ondulación Marcel

    d. ondulación con tubos

30. Muchos estilistas prefieren las planchas térmicas no eléctricas para atender a clientes con cabello _____.

    a. liso

    b. ondulado

    c. rizado

    d. demasiado rizado

31. ¿Cuál es la mejor manera de practicar la técnica de manipulación con las planchas térmicas?

    a. Girar la plancha fría en la mano, primero hacia delante y luego hacia atrás.

    b. Girar la plancha fría en la mano, primero hacia atrás y luego hacia delante.

    c. Girar la plancha caliente en la mano, primero hacia delante y luego hacia atrás.

    d. Girar la plancha caliente en la mano, primero hacia atrás y luego hacia delante.

32. Para rizar el cabello de los clientes solo necesita una moderna plancha térmica y _____.

    a. un cepillo de nailon

    b. una maquinilla

    c. un peine de
    caucho duro

    d. un peine de dientes
    anchos

33. Los rizos en las puntas pueden utilizarse para dar una apariencia terminada _____.

    a. a la corteza

    b. a las puntas
    del cabello

    c. a la raíz del cabello

    d. al equilibrio del
    peinado

34. Los rizos en base completa se asientan en el centro de su base y proporcionan _____ con volumen completo.

    a. rizos débiles   **c.** poco movimiento

    b. rizos firmes   **d.** rizos medianos

35. ¿Quién puede diagnosticar una enfermedad de la piel del cuero cabelludo?

    a. Un dermatólogo   **c.** Un podólogo

    b. Un cosmetólogo   **d.** Un neumonólogo

36. El cabello grueso requiere _____ para planchar que el cabello medio o fino.

    a. más calor y presión   **c.** poca presión

    b. menos calor y presión   **d.** menos tensión

37. Al templar un peine térmico nuevo, debe _____.

    a. calentar el peine hasta que esté extremadamente caliente

    b. cubrir el peine con aceite de oliva

    c. enfriar el peine en un congelador

    d. enjuagar el peine bajo un chorro de agua fría para eliminar el aceite

38. ¿Cuál de las siguientes opciones se recomienda para el costado frontal del contorno del cuero cabelludo a fin de lograr un efecto delicado y elevado?

    a. Rizos de barril   **c.** Rizos en cascada

    b. Rizos con horquillas de base rectangular   **d.** Rizos con horquillas de base cuadrada

39. ¿Qué tipo de rizos con horquilla se recomienda generalmente para el contorno frontal o facial del cuero cabelludo, a fin de evitar las interrupciones o separaciones en el peinado terminado?

    a. Rizos de cresta

    b. Rizos en cascada

    c. Rizos con horquillas de base triangular

    d. Rizos de base rectangular

40. ¿Qué tipo de rizos son adecuados para peinados rizados sin demasiado volumen y elevación, se pueden utilizar en cualquier parte de la cabeza y se peinan con resultados duraderos?

    a. Rizos de cresta   **c.** Rizos de base rectangular

    b. Rizos de barril   **d.** Rizos con horquillas de base cuadrada

41. ¿Dónde se encuentran, generalmente, las ondas salteadas?

    a. En la parte lateral de la cabeza.   **c.** En la parte superior de la cabeza.

    b. En la parte posterior de la cabeza.   **d.** En la frente.

42. Los rizos con horquillas que se colocan inmediatamente detrás o debajo de una cresta para formar una onda se llaman _____.

   a. rizos de base triangular   **c.** rizos de barril

   b. rizos en cascada   **d.** rizos de cresta   _____

43. ¿Qué tipo de rizos también se conocen como rizos en cascada?

   a. Rizos de base rectangular   **c.** Rizos de cresta

   b. Rizos en cascada   **d.** Rizos con horquillas de base triangular   _____

44. ¿Qué tipo de rizos tiene grandes aberturas centrales, se sujeta a la cabeza en posición vertical y se forma sobre una base rectangular?

   a. Rizos en cascada   **c.** Rizos de barril

   b. Rizos de cresta   **d.** Rizos con horquillas de base cuadrada   _____

45. ¿Qué posición de rulo se recomienda para lograr un volumen total?

   a. En la base   **c.** Media base

   b. Fuera de la base   **d.** Base doble   _____

46. ¿Qué posición de rulo se recomienda para lograr el menor volumen?

   a. En la base   **c.** Media base

   b. Fuera de la base   **d.** Base doble   _____

47. ¿Cuál de las siguientes opciones se utiliza para formar una superficie acolchada blanda o para combinar dos o más patrones de rizos juntos a fin de obtener un peinado uniforme y parejo?

   a. Peinar hacia el lado   **c.** Tizar con peine

   b. Cepillar hacia el lado   **d.** Tizar con cepillo   _____

48. ¿Cuál de las siguientes opciones implica peinar pequeñas secciones de cabello desde las puntas hacia el cuero cabelludo a fin de que el cabello más corto se enrede en el cuero cabelludo y forme una superficie acolchada o base?

   a. Peinar hacia el lado   **c.** Tizar con peine

   b. Cepillar hacia el lado   **d.** Tizar con cepillo   _____

49. Un _____ es un cepillo semicircular con base de goma.

   a. cepillo con ventilación   **c.** cepillo clásico para peinar

   b. cepillo para arreglar   **d.** cepillo para cardado   _____

50. Un _____, generalmente, es un cepillo ovalado con una combinación de cerdas de pelo de jabalí y nailon.

- **a.** cepillo con ventilación para peinar
- **b.** cepillo para arreglar
- **c.** cepillo clásico
- **d.** cepillo para cardado ____

51. Un _____ es un cepillo delgado de nailon que tiene una cola para dividir en secciones y una hilera angosta de cerdas.

- **a.** cepillo con ventilación
- **b.** cepillo para arreglar
- **c.** cepillo clásico para peinar
- **d.** cepillo para cardado ____

52. Un _____ es un cepillo que se utiliza a fin de acelerar el proceso de secado con secador.

- **a.** cepillo con ventilación
- **b.** cepillo para arreglar
- **c.** cepillo clásico para peinar
- **d.** cepillo para cardado ____

53. Las elegantes melenas lisas y los rizos con horquilla eran populares durante _____.

- **a.** las décadas de 1920 y 1930
- **b.** las décadas de 1940 y 1950
- **c.** las décadas de 1960 y 1970
- **d.** las décadas de 1980 y 1990 ____

54. Los rizos con horquillas de base de arco también se conocen como _____.

- **a.** rizos en forma de S
- **b.** rizos en forma de V
- **c.** rizos en media luna
- **d.** rizos en luna llena ____

55. ¿Qué parte de un rizo con rulo también se conoce como el círculo?

- **a.** La base
- **b.** El rizo
- **c.** La raíz
- **d.** La paleta ____

56. ¿Cuántas veces debe girar el rulo para crear un rizo en forma de C?

- **a.** Una
- **b.** Una vuelta y media
- **c.** Dos
- **d.** Dos vueltas y media ____

57. Los rulos de Velcro™ se pueden usar _____.

- **a.** solo sobre cabello húmedo
- **b.** solo sobre cabello seco
- **c.** solo sobre cabello dañado
- **d.** sobre cabello mojado, seco o húmedo ____

58. Una sección de cabello que se moldea en un movimiento circular preparándolo para formar rizos se llama _____.

- **a.** media luna
- **b.** moldeado
- **c.** círculo
- **d.** modelado ____

59. Cuando utiliza un peine de dientes muy unidos, _____.

    a. le quita definición a la superficie
    b. levanta el cabello y lo aleja del rostro
    c. le quita definición al rizo
    d. crea una superficie áspera

60. ¿Qué tipo de producto de peluquería también se conoce como cera?

    a. Pomada   **c.** Fijador en aerosol
    b. Silicona   **d.** Voluminizador

61. Durante el rizado térmico, el cabello se sujeta en un ángulo de 70 grados para _____.

    a. rizos en media base   **c.** rizos en base completa
    b. rizos fuera de la base   **d.** rizos con base de volumen

62. Con un peine térmico (no eléctrico), retire el carbón frotando la superficie exterior y entre los dientes con una lana de acero fina o _____.

    a. un estropajo   **c.** una esponja húmeda
    b. una tela de microfibra   **d.** un fibra fina de acero

63. ¿Qué se recomienda para ayudar a reparar y humedecer el cabello y cuero cabelludo planchado?

    a. El uso frecuente de champú
    b. El uso de aceite para alisar perfumado
    c. El uso de una máscara de tratamiento acondicionador
    d. El agregado de pomada después del planchado

64. ¿Cuál es una consideración especial para el planchado del cabello grueso?

    a. Aplicar suficiente presión para que el cabello se mantenga lacio.
    b. Evitar usar un peine térmico caliente.
    c. Aplicar jalea con 4% por ciento de violeta de genciana en las hebras de cabello.
    d. Aplicar solo presión moderada por un breve período de tiempo.

65. La técnica base que se usa para el rodete clásico o moño es _____.

    a. la trenza espinazo de pescado   **c.** el moño
    b. la cola de caballo   **d.** la torzada

CAPÍTULO 18 TRENZAS Y EXTENSIONES TRENZADAS

1. El cuidado del cabello que no utiliza sustancias químicas ni tinturas y no altera el patrón natural de los rizos o bucles del cabello se conoce como _____.
   a. peluquería libre de químicos
   b. peluquería sintética
   c. peluquería natural
   d. cuidado del cabello sin rizos ____

2. ¿Cuál de los siguientes largos o peinados con trenzas se recomienda para un cliente de rostro cuadrado?
   a. Un peinado con mayor volumen en los costados
   b. Un peinado con altura
   c. El uso de flequillos o trenzas cruzadas por la frente
   d. El rostro enmarcado con trenzas más largas ____

3. El rostro _____ es un óvalo muy largo y necesita un peinado con más volumen a los lados.
   a. con forma de pera
   b. estirado
   c. ovalado
   d. con forma de corazón ____

4. ¿Qué cepillo se recomienda para estimular el cuero cabelludo y eliminar la suciedad y las pelusas de los rizos de rasta?
   a. Cepillo con ventilación
   b. Cepillo de cerdas de jabalí
   c. Cepillo de cerdas de nailon
   d. Cepillo de paleta cuadrado ____

5. ¿Cuál de las siguientes es una característica de Kanekalon?
   a. Imita estrechamente el cabello humano.
   b. No es muy duradero.
   c. No resiste el calor.
   d. Es propenso a que se enrede. ____

6. Cuando el cabello rizado se trenza húmedo, _____ al secarlo.
   a. se estira significativamente
   b. permanece sin cambios
   c. se expande levemente
   d. se encoge y ondula ____

7. ¿Qué tipo de trenza es una trenza de tres hebras que se crea con la técnica bajo la mano?
   a. Francesa
   b. Invertida
   c. Visible
   d. Invisible ____

8. Las trenzas simples se pueden mover _____.
   a. en cualquier   c. hacia arriba
      dirección   y hacia abajo
   b. de lado a lado   d. de manera diagonal

9. Las extensiones para las trenzas simples se integran en el
   cabello natural mediante la _____.
   a. técnica sobre la mano de dos hebras
   b. técnica bajo la mano de tres hebras
   c. técnica de trenzas individuales
   d. técnica de medio a largo

10. ¿Cuál de las siguientes opciones no corresponde a un
    método básico para crear rizos?
    a. La técnica   c. El enrollado con
       del peine   la palma
    b. Las trenzas   d. Los rizos rasta más
       o extensiones   pequeños y largos

11. En algunas tribus africanas, los diferentes estilos de
    trenzado indicaban _____.
    a. el estatus social de una persona
    b. la familia a la cual pertenecía la persona
    c. si la persona tenía hijos
    d. si la persona estaba casada

12. ¿Cuál es la característica más importante de los peines de
    dientes anchos?
    a. El largo de los dientes
    b. La separación entre los dientes
    c. El material del que está hecho el peine
    d. El filo de los dientes

13. ¿De qué parte del mundo se importa la mayor parte del
    cabello humano para las extensiones?
    a. América del Sur   c. Europa Oriental
    b. Asia   d. Sudáfrica

14. El secador seca el cabello rápidamente, lo suaviza en el
    proceso y hace que _____.
    a. el patrón de ondulación esté más tirante
    b. el tallo del cabello sea más corto
    c. sea más manejable para peinar o dividir en secciones
    d. sea algo más difícil levantarlo y manipularlo

15. La trenza espinazo de pescado funciona mejor sobre
_____.

    a. el cabello escalonado a la altura de los hombros

    b. el cabello corto y escalonado

    c. el cabello a la altura de los hombros o más largo sin corte escalonado

    d. el cabello corto y sin corte escalonado

16. Las trenzas de árbol, según las trenzadoras, demoran aproximadamente _____ horas.

    a. tres   **c.** cinco

    b. cuatro   **d.** seis

17. ¿Durante qué fase de desarrollo de los rizos rasta se puede sentir un bulbo en el extremo de cada rizo de rasta?

    a. Etapa de brote   **c.** Etapa previa a los rizos de rasta

    b. Etapa de crecimiento   **d.** Etapa de maduración

18. ¿Durante qué fase de desarrollo de los rizos rasta el cabello comienza a recuperar longitud?

    a. Etapa de brote   **c.** Etapa previa a los rizos de rasta

    b. Etapa de crecimiento   **d.** Etapa de maduración

19. Durante la primera fase de desarrollo de los rizos rasta, el espiral del cabello _____.

    a. es de textura áspera   **c.** es recto y opaco

    b. tiene una textura mate   **d.** tiene un extremo abierto

20. ¿Cuál de las siguientes es una trenza creada con dos mechones de cabello que se enroscan entre sí?

    a. Trenza espinazo de pescado   **c.** Trenza cordel

    b. Trenza invisible   **d.** Trenza simple

21. ¿Cuál de las siguientes opciones se refiere a redes separadas de cabello rizado y con textura que se han entrelazado y tramado?

    a. Trenzas francesas   **c.** Trenzas en hilera

    b. Rizos rasta   **d.** Trenzas en filas

22. _____ se utiliza para secar el cabello sin alterar el patrón de rizo realzado y sin deshidratar el cabello.

    a. El secador de pie   **c.** El concentrador

    b. La boquilla de metal   **d.** El difusor

23. La práctica de superponer dos hebras para formar un efecto de bastón de dulce se conoce como _____.
    a. enroscado
    c. trenzado
    b. tramado
    d. inversión

24. Al realizar el servicio de trenzado, ¿qué herramienta fundamental se utiliza para crear formas y acabados, y para recortar flequillos y el exceso de material en las extensiones?
    a. Tijeras de dos pulgadas (5 cm)
    c. Tijeras de cinco pulgadas (12,7 cm)
    b. Tijeras de tres pulgadas (7,62 cm)
    d. Recortadoras eléctricas

25. El término _____ se refiere a hileras estrechas de trenzas visibles pegadas al cuero cabelludo y que se crean con una técnica de trenzado de tres hebras, sobre el cuero cabelludo.
    a. trenzas en hilera
    c. rizos enroscados
    b. rizos rasta
    d. rastas

26. ¿Cuál de las siguientes es una excelente herramienta para desenredar cabellos rizados mojados ya que separa el cabello mientras lo peina?
    a. Peine para toques finales
    c. Peine de cola
    b. Peine de dos dientes
    d. Peine para cortar el cabello

27. ¿Cuál de las siguientes es una herramienta para cortar pequeñas secciones y que solo se debe usar después de que el cabello se ha secado con un secador de pelo?
    a. Peine para toques finales
    c. Peine de cola
    b. Peine con dientes dobles
    d. Peine para cortar el cabello

28. _____ es útil para levantar y separar el cabello texturizado.
    a. Un peine de dientes anchos
    b. Un cepillo de paleta cuadrado
    c. Una peineta de dientes redondeados
    d. Un cepillo con ventilación

29. ¿Cuál de las siguientes es una trenza suelta, con o sin extensiones, que se puede elaborar tanto con la técnica bajo la mano como con la técnica sobre la mano?
    a. Trenzada invertida
    c. Trenza
    b. Trenza simple
    d. Trenza espinazo de pescado

30. ¿Qué tipo de cepillo es ideal para deshacer los nudos y desenredar el cabello corto, con textura y el cabello largo liso?

a. Cepillo de paleta cuadrado

c. Cepillo con ventilación

b. Cepillo de cerdas de jabalí

d. Cepillo natural ____

31. ¿Cuál es el beneficio de mezclar pelo de yak con cabello humano?

a. Facilita la coloración del cabello.

b. Elimina la necesidad de lavar el cabello con champú.

c. Ayuda a eliminar el brillo artificial.

d. Facilita el peinado del cabello. ____

32. ¿Cuál de las siguientes trenzas no se crea con tres hebras y la técnica sobre la mano?

a. Trenza francesa

c. Trenza invertida

b. Trenza invisible

d. Trenza cordel ____

33. El método _____ elabora la trenza hebra por hebra con extensiones de fibra de cabello.

a. de engrosamiento

c. de reducción

b. sobre trama

d. de botón ____

34. Por lo general, un peine para toques finales mide _____ de largo y funciona bien sobre el cabello fino o liso.

a. 3 a 4 pulgadas (7,5 a 10 cm)

c. 6 a 8 pulgadas (15 a 20 cm)

b. 5 a 6 pulgadas (13 a 15 cm)

d. 8 a 10 pulgadas (20 a 25,5 cm) ____

35. La almohadilla de piel plana, con dientes finos muy juntos que se usa para comprimir las extensiones de cabello humano se llama _____.

a. placa de libro

c. plancha para alisar

b. paleta

d. pinza de piel ____

36. Durante un análisis del cabello y el cuero cabelludo del cliente para un servicio de trenzado, debe prestar especial atención al tipo y la textura del cabello, _____, a las abrasiones en el cuero cabelludo y al adelgazamiento o la pérdida del cabello.

a. al largo del cabello

c. a la forma de los rizos

b. al color del cabello

d. al tipo de piel ____

37. Otro término que se utiliza para patrón de ondulación es
_____.

   a. forma de los bucles   **c.** forma de los rizos

   b. patrón de rizo   **d.** patrón de bucle   ____

38. _____ tradicional es plana, natural y sigue el
contorno del cuero cabelludo.

   a. La trenza invisible   **c.** La trenza visible

   b. La trenza en hilera   **d.** La rasta   ____

39. Cuando el cabello se enrosca en dos hebras o un rizo y se
envuelve en sí mismo para formar un nudo, se denomina

_____.

   a. desarmado de trenza   **c.** torzada plana

   c. onda de belleza   **d.** nudo bantu   ____

40. Cuando a pequeñas secciones de cabello natural se les
coloca gel y se enroscan con los dedos o con un peine
para crear bucles individuales, ajustados y cilíndricos, se
denomina _____.

   a. bucle hacia afuera   **c.** torzadas con peine

   b. conjunto de bigudí en espiral   **d.** ondas de belleza   ____

19 PELUCAS Y ADICIONES DE CABELLO

1. La manera más rápida de determinar si un mechón de cabello es sintético es _____.
   - **a.** quemarlo con un fósforo
   - **b.** comunicarse con el fabricante
   - **c.** cortarlo con tijeras
   - **d.** mojarlo y secarlo con secador
   _____

2. ¿Cuál de las siguientes opciones es una desventaja del cabello sintético?
   - **a.** El cabello sintético siempre luce poco natural.
   - **b.** El cabello sintético es más costoso que el cabello humano.
   - **c.** El cabello sintético no se puede exponer al calor extremo.
   - **d.** El cabello sintético es más propenso a la decoloración.
   _____

3. La meta general, al cortar una peluca, es hacer que el cabello _____.
   - **a.** se adhiera mejor
   - **b.** se vea más a la moda
   - **c.** sea más cómodo
   - **d.** parezca más realista
   _____

4. Cuando corte una peluca con el corte de forma libre, siempre trabaje _____.
   - **a.** alejado del peso
   - **b.** hacia el peso
   - **c.** alejado de la frente
   - **d.** hacia la frente
   _____

5. ¿Qué método de fabricación de pelucas es, generalmente, el más económico?
   - **a.** Entrelazado a mano
   - **b.** Anudado parcialmente a mano
   - **c.** Confección a máquina
   - **d.** Costura artificial
   _____

6. Al lavar con una peluca, es recomendable que evite champús con una base _____.
   - **a.** de azufre
   - **b.** de aceite
   - **c.** de carbono
   - **d.** de nitrógeno
   _____

7. Las coloraciones sintéticas que se utilizan para las pelucas y los postizos están estandarizadas de acuerdo con los _____ colores de la carpeta de coloración que utilizan los fabricantes de postizos y pelucas.

a. 50   c. 90
b. 70   d. 110   _____

8. La _____ es una puntada en la que el hilo se pasa dos veces alrededor de la aguja.

a. puntada de doble nudo   c. puntada sobrehilada
b. puntada de nudo firme   d. puntada de bucle   _____

9. El _____ implica colocar tramas de cabello o hebras individuales con un adhesivo o pegamento.

a. método de colocación   c. método de cosido
b. método de nudo   d. método de pegado   _____

10. El método de pegado por fusión para colocar extensiones de cabello requiere que el material de pegado se active con _____.

a. un activador líquido   c. agua
b. un catalizador   d. calor   _____

11. ¿Cuál de las siguientes es una ventaja de utilizar una adición de cabello hecha de cabello humano?

a. Tiene menos durabilidad.
b. Tiene una apariencia más realista.
c. Nunca se encrespa ni pierde sus rizos en el clima húmedo.
d. El color no se desvanece ni se oxida.   _____

12. Cuando aplique calor al cabello humano, siempre debe regular la temperatura de la herramienta de peinado _____.

a. bajo   c. alto
b. medio   d. ultra alto   _____

13. Por tradición, se considera que los cepillos con cerdas de _____ son los mejores para el cabello natural.

a. metal   c. jabalí
b. paja   d. nailon   _____

14. Una envoltura de cabello se sujeta al cabello del cliente con
_____.

a. peines
c. una bandana
b. horquillas
d. adhesivo de
secado rápido

____

15. Cuando cosa la extensión con el método de colocación de trenza y costura, se recomienda que evite utilizar una aguja
_____.

a. recta
c. curva
b. personalizada
d. afilada

____

16. Al pegar, se recomienda que trabaje a _____ del contorno del cuero cabelludo para evitar que se noten las tramas.

a. media pulgada (1,25 cm)
b. una pulgada (2,5 cm)
c. una pulgada y media (3,8 cm)
d. dos pulgadas (5 cm)

____

17. A fin de usar un método de enlace para la fijación, el cabello natural debe tener una longitud mínima de:

a. 3 pulgadas (7,5 cm)
c. 6 pulgadas (15 cm)
b. 5 pulgadas (13 cm)
d. 20 cm (8 pulgadas)

____

18. Una peluca pequeña que se utiliza para cubrir la parte superior de la cabeza y la coronilla es _____.

a. un bisoñé
c. una peluca de gorra
b. un postizo de integración
d. una hendidura parcial

____

19. _____ es una tira de cabello largo con un extremo hilado.

a. Un enlace
c. La raíz
b. Un bloque
d. Una trama

____

20. Un postizo que tiene aberturas en la base, a través de las cuales el cabello del cliente se jala para mezclarse con el cabello del postizo, se conoce como _____.

a. peluca anudada parcialmente a mano
c. extensión de cabello
b. un postizo de integración
d. peluca sin gorra

____

21. El molde con forma de cabeza en el cual se coloca la peluca para ajustarla, teñirla y, a veces, peinarla, se conoce como _____.

a. montaje
b. marca
c. bloque
d. gorra

____

22. Una adición de cabello que se fija a la base del cabello natural de la clienta para darle mayor longitud, volumen, textura o color es _____.

a. una extensión de cabello
b. un bisoñé
c. una peluca con gorra
d. un postizo de integración

____

23. Una _____ se hace insertando hebras individuales de cabello en bases de malla y entrelazándolas con una aguja.

a. peluca con gorra
b. peluca sin gorra
c. peluca anudada a mano
d. peluca confeccionada a máquina

____

24. El cabello que se ha desprendido de la cabeza y que fue tomado de un cepillo, se conoce como _____.

a. cabello pegado
b. cabello tallado
c. cabello direccionado
d. cabello caído

____

25. _____ es un recubrimiento artificial para la cabeza que consiste en una malla de cabello entrelazado.

a. Una peluca
b. Una trama
c. Una gorra
d. Un bloque

____

26. Una peluca fabricada con una base de malla elástica a la cual se fija el cabello se denomina _____.

a. peluca sin gorra
b. peluca con gorra
c. peluca Remy
d. pegado por fusión

____

27. El cabello en el que el extremo de la raíz de cada hebra se cose en la base se denomina _____.

a. cabello pegado
b. cabello tallado
c. cabello direccionado
d. cabello caído

____

28. Las pelucas, los postizos y las extensiones hechas de modacrílico son especialmente _____.

a. menos realistas en apariencia
b. resistentes y duraderos
c. débiles pero flexibles
d. susceptibles al daño solar

____

29. El cabello indio por lo general es _____.
    a. muy rizado   c. con bucles apretados
    b. liso   d. ondulado   ____

30. Las pelucas de tamaño promedio sirven para cabezas de
    _____.
    a. 21,5 a 22,5 pulgadas   c. 19 a 21,5 pulgadas
       (54 a 57 cm)   (48 a 54 cm)
    b. 22,5 a 24 pulgadas   d. 23,5 a 24,5 pulgadas
       (57 a 61 cm)   (59 a 62 cm)   ____

31. La puntada simple y rápida que se puede utilizar para fijar
    todo el largo de una trama a la base es la _____.
    a. puntada de doble nudo   c. puntada de nudo
    b. puntada recta   d. puntada sobrehilada   ____

32. ¿Qué tipo de extensión de cabello cubre toda la parte
    superior y posterior de la cabeza y permite que el cliente
    tenga rizos en cascada más extensos y de mayor volumen?
    a. El postizo de integración   c. La peluca sin gorra
    b. Los rizos en cascada   d. La cola de caballo
                                      de envoltura   ____

33. Si el cabello en una peluca de cabello humano es poroso,
    ¿cuál es la mejor opción de coloración?
    a. Permanente   c. Semipermanente
    b. Temporal   d. Máscara capilar   ____

34. ¿Qué tipo de cabello constituye una excelente base para
    añadir color?
    a. Pelo de yak   c. Cabello Remy
    b. Cabello indio   d. Cabello chino   ____

35. Cuando se peina una peluca, ¿cuál es la mejor forma de
    evaluar si la apariencia de la peluca es realista?
    a. La prueba   c. La prueba de
       de viento   flexibilidad
    b. La prueba de   d. La prueba de
       resistencia   humedad   ____

CAPÍTULO 20 SERVICIOS DE TEXTURA QUÍMICA

1. El servicio de textura química que afloja el cabello muy rizado o transforma los rizos apretados del cabello muy rizado en ondas o rizos sueltos se llama _____.
   - **a.** suavización de rizos
   - **b.** reestructuración de rizos
   - **c.** ondulación alterna
   - **d.** compuesto para dar volumen _____

2. La capa del cabello que le otorga la resistencia y la elasticidad al cabello humano es _____.
   - **a.** la médula
   - **b.** el regular
   - **c.** la corteza
   - **d.** el arrector _____

3. El pH natural del cabello está entre _____.
   - **a.** 4,0 y 5,0
   - **b.** 4,5 y 5,5
   - **c.** 6,0 y 7,0
   - **d.** 7,0 y 8,0 _____

4. En la ondulación permanente, el tamaño del rizo está determinado por _____.
   - **a.** la posición del bigudí
   - **b.** el largo del cabello
   - **c.** la envoltura del bigudí
   - **d.** el tamaño del bigudí _____

5. La técnica de envoltura del cabello en un ángulo de 90 grados o perpendicular a la sección de la base se conoce como _____.
   - **a.** colocación de media base
   - **b.** colocación en la base
   - **c.** colocación fuera de la base
   - **d.** colocación de base completa _____

6. Los dos métodos básicos a fin de envolver el cabello en el bigudí para permanente son el espiral y _____.
   - **a.** la técnica circular
   - **b.** la técnica de permanente croquignole
   - **c.** la técnica de colocación
   - **d.** la técnica horizontal _____

7. Una reacción de reducción implica la entrada de hidrógeno o la eliminación de _____.
   a. oxígeno
   b. peróxido
   c. carbono
   d. nitrógeno

8. La mayoría de las ondas frías tienen un pH entre

   _____.
   a. 9,0 y 9,6
   b. 10,0 y 10,8
   c. 8,0 y 9,0
   d. 7,6 y 8,4

9. Los tres componentes independientes de todas las ondas ácidas son: la solución para ondulación permanente, el activador y _____.
   a. el acondicionador
   b. el estabilizador
   c. el neutralizador
   d. el champú

10. Las ondas endotérmicas se activan con _____.
    a. una loción de amoníaco
    b. una fuente externa de calor
    c. una fuente de sulfito
    d. un agente reductor

11. El tiempo mínimo de enjuague de la solución de ondulación permanente es _____.
    a. 2 minutos
    b. 10 minutos
    c. 15 minutos
    d. 5 minutos

12. El proceso que consiste en reordenar la estructura del cabello rizado para darle forma más lisa o suave se denomina _____.
    a. alisado químico del cabello
    b. suavizado químico
    c. continuación
    d. neutralización

13. Los alisadores de "thio", generalmente, tienen un pH arriba de _____.
    a. 5
    b. 10
    c. 9
    d. 6

14. Los iones de hidróxido que quedan en el cabello después de la aplicación de un alisador se neutralizan con

    _____.
    a. un champú de acidez balanceada
    b. un enjuague acondicionador
    c. un neutralizador de "thio"
    d. un champú libre de ácido

15. ¿Qué tipo de alisador contiene solo un componente y se utiliza directo del empaque, sin mezclar?

a. Alisadores de "thio"
b. Alisadores con base de lejía
c. Alisadores de hidróxido de metal
d. Alisadores con base ácida ____

16. Los alisadores de hidróxido de litio y de hidróxido de potasio suelen anunciarse y venderse como _____.

a. alisadores acondicionadores
b. alisadores sin lejía para usar sin mezclar
c. alisadores sin químicos para usar sin mezclar
d. alisadores de lejía ____

17. ¿Qué tipo de enlaces son los enlaces laterales físicos relativamente débiles que son productos de una atracción entre cargas eléctricas negativas y positivas?

a. Enlaces de bisulfuro   c. Enlaces salinos
b. Enlaces polipéptidos   d. Enlaces de ondulación ____

18. ¿Qué tipo de bigudí también se conoce como bigudí circular?

a. Bigudíes de bucle   c. Bigudíes cóncavos
b. Bigudíes flexibles   d. Bigudíes rectos ____

19. Para la colocación en la base, el cabello se envuelve en un ángulo de _____ (perpendicular) más allá de la sección de la base y el bigudí se coloca sobre su base.

a. 180 grados   c. 90 grados
b. 15 grados   d. 45 grados ____

20. ¿Cuál de estos procesos de ondulaciones permanentes se procesan a temperatura ambiente?

a. Ondas de ácido balanceado   c. Ondas de pH bajo
b. Ondas exotérmicas   d. Ondas ácidas
                                   verdaderas ____

21. Las soluciones químicas _____ el pH hasta volverlo alcalino.

a. disminuyen   c. neutralizan
b. aumentan   d. no afectan ____

22. ¿Cuándo debería realizar una prueba de elasticidad?

a. Antes de hacer la   c. Después de hacer
   permanente   la permanente
b. Mientras se hace la   d. Nunca
   permanente ____

23. El cabello poroso _____.
   a. es difícil de penetrar
   b. nunca debe ser sometido a una permanente
   c. puede ser dañado por una solución altamente alcalina
      para ondulación permanente
   d. puede ser dañado por una solución altamente ácida
      para ondulación permanente   ____

24. La colocación de media base, el agente reductor primario
   en muchas ondas ácidas, _____.
   a. no tiene pH   **c.** tiene un pH alto
   b. tiene un pH neutro   **d.** tiene un pH bajo   ____

25. Las ondas ácidas verdaderas tienen un pH entre
   _____.
   a. 2,0 y 3,0   **c.** 5,5 y 8,0
   b. 4,5 y 7,0   **d.** 6,0 y 9,0   ____

26. Las ondas sin amoníaco _____.
   a. tienen un olor muy fuerte
   b. son muy ácidas
   c. contienen amoníaco
   d. tienen muy poco olor   ____

27. En ondulaciones permanentes, la mayor parte del proceso
   ocurre entre los primeros _____.
   a. 5 a 10 minutos   **c.** 20 a 30 minutos
   b. 10 a 20 minutos   **d.** 45 a 60 minutos   ____

28. Una precaución de seguridad de la ondulación permanente
   es _____.
   a. que haga la permanente en cabello que ha sido tratado
      con alisadores de hidróxido
   b. que haga la permanente en cabello muy maltratado
   c. que examine el cuero cabelludo antes de realizar el
      servicio
   d. que lleve a cabo una prueba de sales metálicas, solo
      si el cliente la solicita   ____

29. Con el cabello extremadamente rizado, las vueltas son las
   secciones _____ del cabello.
   a. más gruesas   **c.** más gruesas
      y más fuertes   y más débiles
   b. más delgadas   **d.** más delgadas
      y más débiles   y más fuertes   ____

30. Los alisadores son _____ y literalmente pueden derretir o disolver el cabello si se utilizan de forma incorrecta.

   a. muy alcalinos

   b. muy ácidos

   c. levemente alcalinos

   d. levemente ácidos

_____

31. Si el cabello del cliente se ha tratado con un alisador de hidróxido, significa que el cabello _____.

   a. tiene enlaces de bisulfuro que están en el proceso de reestructuración

   b. tiene enlaces de bisulfuro fuertes

   c. es ideal para la ondulación permanente

   d. no sostendrá un rizo cuando se aplique un alisador de "thio" o una permanente de "thio"

_____

32. Una _____ es una envoltura de permanente en la que se coloca un papelillo debajo y otro encima de la hebra de cabello que se envuelve.

   a. envoltura plana doble

   c. envoltura de permanente croquignole

   b. envoltura plegada

   d. envoltura plana simple

_____

33. ¿Qué tipos de bigudíes generalmente miden unos 12 pulgadas (30,5 cm) de largo y un diámetro uniforme en toda la longitud del bigudí?

   a. Bigudíes rectos

   b. Bigudíes de bucle

   c. Bigudíes flexibles

   d. Bigudíes cóncavos

_____

34. El ácido tioglicólico _____.

   a. no tiene olor

   b. es un agente reductor común

   c. es de color oscuro

   d. tiene un aroma agradable

_____

35. La _____ es la capa más interna del cabello.

   a. corteza

   b. base

   c. médula

   d. cutícula

_____

36. Las particiones y las bases se organizan en forma circular para seguir la curvatura de la cabeza, ¿en qué tipo de envoltura?

   a. Envoltura de permanente tipo enladrillado

   b. Envoltura plana doble

   c. Envoltura de permanente en espiral

   d. Envoltura de permanente de curvatura

_____

37. Los enlaces químicos que unen aminoácidos se denominan
    _____.
    a. enlaces de hidrógeno   **c.** enlaces de bisulfuro
    b. enlaces peptídicos   **d.** enlaces de "thio"

38. Una _____ es un tipo de envoltura de permanente
    en la que el cabello se enrolla en un ángulo no perpendicular
    con respecto a la longitud del bigudí.
    a. envoltura de permanente en espiral
    b. envoltura recta
    c. envoltura de permanente básica
    d. envoltura plegada

39. ¿Cuál de los siguientes es un método de alisado de cabello
    que combina el uso de un alisador de "thio" y una plancha
    para alisar?
    a. Técnica de tramado
    b. Alisado térmico japonés
    c. Neutralización de "thio"
    d. Alisado sin base

40. ¿Qué tipo de alisador requiere la aplicación de una crema
    de base protectora en todo el cuero cabelludo antes de la
    aplicación del alisador?
    a. Alisador de hidróxido   **c.** Alisador de "thio"
    b. Alisador sin base   **d.** Alisador con base

41. La capa media del cabello se llama _____.
    a. médula   **c.** corteza
    b. cutícula   **d.** base

42. ¿Cuál de los siguientes términos se refiere al ángulo
    en el cual se posiciona el bigudí en la cabeza de forma
    horizontal, vertical o diagonal?
    a. Colocación de base   **c.** Inserción de base
    b. Dirección de base   **d.** Reducción de base

43. Una _____ es un tipo de envoltura que utiliza un
    papelillo doblado por la mitad sobre las puntas del cabello,
    como un sobre.
    a. envoltura de permanente básica
    b. envoltura de permanente de curvatura
    c. envoltura de permanente tipo enladrillado
    d. envoltura plegada

44. Una _____ es un patrón de envoltura en el que todos los bigudíes dentro de un panel se desplazan en la misma dirección y se colocan por tamaños iguales.

a. envoltura de permanente básica
b. envoltura de permanente croquignole
c. envoltura con bigudí doble
d. envoltura plegada

45. ¿Cuál de las siguientes opciones se suele clasificar como alisador con base de lejía?

a. Alisadores de hidróxido de metal
b. Alisadores de hidróxido de carbonato
c. Alisadores de hidróxido de sodio
d. Alisadores de hidróxido de hierro

46. ¿Cuáles bigudíes tienen el mismo diámetro en toda su longitud o área de rizado?

a. Bigudíes rectos
b. Bigudíes de bucle
c. Bigudíes cóncavos
d. Bigudíes convexos

47. ¿Cuál de los siguientes términos se refiere a la densidad o delgadez de un líquido?

a. Duración
b. Viscosidad
c. Intensidad
d. Amperaje

48. La _____ es la capa externa y resistente del cabello.

a. cutícula
b. médula
c. base
d. corteza

49. ¿Cuál de estos términos se refiere a la posición del bigudí con respecto a su sección de base?

a. Altitud de base
b. Colocación de media base
c. Dirección de base
d. Colocación de base

50. La _____ es un tipo de envoltura en la que el cabello se envuelve en un bigudí desde el cuero cabelludo hasta la mitad del tallo del cabello y se utiliza otro bigudí para envolver el resto del mechón en la misma dirección.

a. envoltura de permanente en espiral
b. envoltura plana doble
c. envoltura piggyback
d. envoltura de permanente tipo enladrillado

51. ¿Cuál de las siguientes opciones detiene la acción de la solución de ondulación y reconstituye el cabello en su nueva forma rizada?

    a. Lantionización

    c. Oxidación con hidrógeno

    b. Neutralización de "thio"

    d. Concentración peptídica

52. Las cadenas largas de aminoácidos unidas por enlaces peptídicos se conocen como _____.

    a. cadenas de neutralización

    c. cadenas de aminos

    b. cadenas monopéptidas

    d. cadenas polipéptídicas

53. El proceso por el cual los alisadores de hidróxido alisan el cabello en forma permanente se llama _____.

    a. lantionización

    c. normalización

    b. ondulación permanente

    d. enlace de bisulfuro

54. Los enlaces de hidrógeno _____.

    a. se pueden romper solo con agua

    c. se pueden romper con agua o calor

    b. se pueden romper solo con calor

    d. no se pueden romper ni con agua ni con calor

55. El agente reductor que se utiliza en las soluciones de ondulación permanente se conoce comúnmente como _____.

    a. hidróxido

    c. sulfato

    b. thio

    d. bisulfuro

56. Los fabricantes añaden un agente alcalinizador a las soluciones para ondulación porque el ácido _____.

    a. aumenta el volumen del cabello

    b. penetra en la corteza

    c. aumenta el volumen del cabello y penetra en la corteza

    d. no aumenta el volumen del cabello ni penetra en la corteza

57. El pH de 7,0 es _____ que el pH del cabello.

    a. 10 veces más alcalino

    c. 10 veces más ácido

    b. 100 veces más alcalino

    d. 100 veces más ácido

58. La mayoría de las ondas ácidas que se realizan en los salones hoy en día, tienen un pH entre _____.

    a. 7,8 y 8,2

    c. 3,8 y 4,2

    b. 9,5 y 10,5

    d. 4,5 y 5,5

59. ¿Cuál de las siguientes opciones no se considera un componente principal de las ondas exotérmicas?
   a. Solución de ondulación permanente
   b. Neutralizador
   c. Activador
   d. Concentrador ____

60. Una reacción química endotérmica absorbe _____ que encuentra alrededor.
   a. humedad
   b. energía
   c. calor
   d. luz ____

61. ¿Qué tipo de permanente se recomienda para un cabello extremadamente poroso?
   a. Onda ácida verdadera
   b. Onda exotérmica
   c. Onda sin amoníaco
   d. Onda alcalina ____

62. ¿Cuál es el neutralizador más común?
   a. Amoníaco
   b. Peróxido de hidrógeno
   c. Cloruro de sodio
   d. Agua destilada ____

63. Al enjuagar el cabello después de que haya pasado el tiempo de proceso recomendado, es recomendable que _____.
   a. nunca enjuague durante más de 20 segundos
   b. se asegure de que el cabello aún esté moderadamente húmedo antes de la neutralización
   c. huela el cabello para determinar si aún huele a solución de permanente
   d. seque el cabello de manera agresiva ____

64. El alisado térmico japonés _____.
   a. es un servicio recomendado para el cabello extremadamente rizado
   b. generalmente tarda alrededor de 30 minutos
   c. es adecuado para todos los cabellos teñidos
   d. a veces se llama reacondicionamiento térmico ____

65. Los alisadores suaves están formulados para _____.
   a. textura del cabello normal y un rizo natural mediano
   b. para cabello fino, teñido o dañado
   c. cabello extremadamente rizado y grueso
   d. cabello resistente con poco daño ____

CAPÍTULO 21 COLORACIÓN DEL CABELLO

1. La capa del cabello que le proporciona la mayor parte de la resistencia y la elasticidad es _____.
   a. la corteza
   b. la cutícula
   c. el folículo
   d. la médula   ____

2. _____ determina la textura del cabello en una hebra individual.
   a. La densidad
   b. La porosidad
   c. El diámetro
   d. La longitud   ____

3. Si la cutícula del cabello está levantada, lo que permite que el cabello adquiera rápidamente el color, se dice que tiene _____.
   a. porosidad promedio
   b. cero porosidad
   c. porosidad baja
   d. porosidad alta   ____

4. Los niveles de coloración del cabello se clasifican en un escala de _____.
   a. 1 a 5
   b. 1 a 10
   c. 1 a 100
   d. 0 a 14   ____

5. Los tonos de color del cabello se describen como _____.
   a. cálidos, neutros o calientes
   b. cálidos, fríos o neutros
   c. fríos, neutros o uniformes
   d. fríos, cálidos o primarios   ____

6. Los colores cálidos que se describen como rubio rojizo o café claro se consideran _____.
   a. naturales
   b. primarios
   c. artificiales
   d. fríos   ____

7. ¿Qué color ayuda a equilibrar los tonos anaranjados del cabello?
   a. Violeta
   b. Dorado
   c. Verde
   d. Azul   ____

8. Los colores puros o fundamentales que no se pueden crear mezclando otros colores se denominan _____.
   a. colores de nivel
   b. colores secundarios
   c. colores primarios
   d. colores fríos   ____

9. El más fuerte de los colores primarios y el único frío es el
_____.

    a. verde   **c.** rojo

    b. amarillo   **d.** azul

10. Cuando se añade rojo a los colores con base azul, la
combinación resultante será _____.

    a. más clara   **c.** dorada

    b. más oscura   **d.** amarilla

11. Un color _____ se obtiene al mezclar un color
secundario con el color primario contiguo.

    a. cálido   **c.** complementario

    b. terciario   **d.** base

12. En la teoría tradicional del color, cuando los tres colores
primarios se utilizan en proporciones iguales, el color
resultante es _____, dependiendo de la saturación
del pigmento.

    a. blanco o gris

    b. óxido o marrón

    c. negro o gris oscuro

    d. verde o azul oscuro

13. Un color primario y uno secundario que se encuentran
diametralmente opuestos en la rueda de colores se
consideran _____.

    a. colores base   **c.** colores opuestos

    b. colores terciarios   **d.** colores
                                      complementarios

14. Las moléculas del pigmento de la coloración temporal no
penetran la capa de la cutícula porque son _____.

    a. fuertes   **c.** pequeñas

    b. débiles   **d.** grandes

15. La coloración semipermanente tradicional solo dura de
_____, dependiendo de la frecuencia con que se
aplique champú.

    a. cuatro a seis días   **c.** ocho a diez semanas

    b. cuatro a seis semanas   **d.** dos a tres semanas

16. ¿Qué tipo de coloración está formulada para agregar color,
pero no para aclararlo?

    a. Coloración semipermanente de larga duración

    b. Coloración permanente

    c. Coloración semipermanente

    d. Coloración temporal

17. ¿Qué tipo de coloración aclara y da color al cabello al mismo tiempo y en un solo proceso ya que es más alcalina que las coloraciones semipermanentes y, por lo general, se combina con un revelador de mayor volumen?
a. Coloración temporal
b. Coloración permanente
c. Coloración semipermanente
d. Coloración natural ____

18. Para entregar un realce máximo en un servicio de coloración de un paso, ¿qué volumen de peróxido se recomienda?
a. Peróxido de 20 volúmenes
b. Peróxido de 15 volúmenes
c. Peróxido de 30 volúmenes
d. Peróxido de 40 volúmenes ____

19. Durante el proceso de decoloración, el cabello natural puede pasar hasta por _____.
a. dos etapas
b. una etapa
c. diez etapas
d. cinco etapas ____

20. La superposición de colores puede provocar resquebrajamiento y producir _____.
a. color uniforme
b. una línea de demarcación
c. una barrera
d. parches ____

21. Los aclaradores de cabello vienen en tres presentaciones: _____.
a. aceite, polvo y crema
b. aceite, crema y loción
c. polvo, espuma y aceite
d. crema, polvo y espuma ____

22. En _____, se toman hebras seleccionadas con un movimiento en zigzag del peine desde una sección estrecha de cabello y se aplica el aclarador o la coloración solo en estas hebras.
a. la técnica de deslizamiento
b. el balayage
c. la técnica libre
d. el tramado ____

23. A los clientes que tienen entre un 80 y un 100 por ciento de cabello canoso, ¿qué coloración generalmente les sienta mejor?
a. Un matiz rubio
b. Un matiz marrón medio
c. Un matiz castaño oscuro
d. Un matiz rojizo ____

24. Para cubrir el cabello sin pigmentación de un cliente entrecano, la fórmula del color debe ser _____ que el nivel natural.

a. un nivel más oscuro

b. uno a dos niveles más claro

c. cuatro niveles más claro

d. dos niveles más oscuro

25. El proceso que consiste en tratar el cabello canoso o muy resistente para permitir una mejor penetración del color se conoce como _____.

a. preparación

b. eliminación de la pigmentación

c. presuavizado

d. preaclarado

26. En un retoque de aclarado, el nuevo crecimiento _____.

a. siempre se aclara en primer lugar

b. siempre se aclara en segundo lugar

c. siempre se aclara en último lugar

d. no se aclara en ningún momento

27. Para lograr una coloración de apariencia natural, ¿cuántos colores primarios deben estar presentes?

a. Uno

b. Dos

c. Tres

d. Cuatro

28. La mejor manera de obtener resultados rubios pálidos es utilizar _____.

a. coloración temporal

b. lejía pura

c. coloración rubia de un solo proceso

d. coloración rubia de doble proceso

29. Cuando el cabello está violáceo, se recomienda que utilice _____ para equilibrarlo.

a. naranja

b. verde

c. amarillo

d. rojo

30. Cuando el cabello está azulado, se recomienda que utilice _____ para equilibrarlo.

a. naranja

b. violeta

c. rojo

d. verde

31. La elección de colores de base _____ crea colores más brillantes.

a. más fríos

b. cálidos

c. neutros

d. suaves

32. La coloración semipermanente de larga duración
_____
   a. otorga color y lo realza
   b. no da color ni lo realza
   c. no da color pero lo realza
   d. da color pero no lo realza

33. Durante una consulta de coloración, debe _____.
   a. mirar al cliente en el espejo
   b. mirar al cliente directamente
   c. mirar solo el cabello del cliente
   d. evitar mirar al cliente

34. Los productos tradicionales de coloración semipermanente, semipermanente de larga duración y permanente que se utilizan principalmente sobre el cabello preaclarado para lograr colores delicados y pálidos son _____.
   a. aclaradores   **c.** tonificantes
   b. blanqueadores   **d.** tintes

35. Al realizar una prueba del parche, ¿qué color debe usar?
   a. El mismo color que se utilizará para el servicio de coloración.
   b. Un tono ligeramente más oscuro que el tono natural del cliente.
   c. Un tono ligeramente más claro que el tono natural del cliente.
   d. El tono más claro disponible.

36. El cabello que ha recibido un servicio de coloración con anterioridad, tendrá _____.
   a. cero porosidad
   b. un mayor grado de porosidad
   c. un nivel típico de porosidad
   d. mucho menos porosidad

37. El cabello poco aclarado se verá más _____ que el color esperado.
   a. violeta, verde o azul   **c.** rojo o verde
   b. anaranjado o azul   **d.** rojo, amarillo o anaranjado

38. El término _____, o matiz, se refiere al equilibrio del color.
   a. tonalidad   **c.** intensidad
   b. tono   **d.** nivel

39. ¿Cuál de las siguientes es una técnica de coloración que requiere dos procedimientos separados en los que se aclara el cabello previamente antes de aplicar la coloración de larga duración?

a. Técnica con gorra   **c.** Balayage
b. Reflejos inversos   **d.** Aplicación de proceso doble ____

40. La melanina que le da los colores rubio y rojo al cabello se denomina _____.

a. eumelanina   **c.** feomelanina
b. melanina mezclada   **d.** cianomelanina ____

41. Las sales de persulfato en polvo que se agregan a la coloración para aumentar su capacidad de aclarado se denominan _____.

a. activadores   **c.** iluminadores
b. tonificantes   **d.** rellenos ____

42. La técnica denominada _____ se refiere a la combinación de partes iguales de mezcla preparada con coloración permanente y champú. Esta se usa en los últimos cinco minutos del servicio de coloración del cabello y se expande por todo el cabello para renovar las puntas.

a. decoloración   **c.** oxidación con champú
b. mechas   **d.** un champú con color ____

43. ¿Cuál de los siguientes términos se refiere a los diversos grados de calidez que se exponen durante el proceso de coloración permanente o aclarado?

a. Matiz   **c.** Tonalidad
b. Pigmento contribuyente   **d.** Nivel ____

44. ¿Cuál de las siguientes es una técnica para teñir hebras de cabello más oscuras que el color natural?

a. Reflejos inversos   **c.** Decoloración
b. Coloración de dos pasos   **d.** Mechas ____

45. ¿Cuál es la unidad de medida utilizada para identificar la claridad u oscuridad de un color?

a. Tonalidad   **c.** Intensidad
b. Tono   **d.** Nivel ____

46. La prueba de predisposición, también conocida como _____, sirve para identificar una posible alergia en el cliente.

a. prueba de la hebra   **c.** prueba del nivel de color
b. prueba del parche   **d.** prueba para identificar alergias ____

47. Un _____ es un compuesto químico que aclara el cabello al dispersar, disolver y decolorar el pigmento natural del cabello.
   a. tonificante   **c.** aclarador
   b. champú con color   **d.** activador   _____

48. ¿Cuál de las siguientes opciones mide la concentración y la potencia del peróxido de hidrógeno?
   a. Intensidad   **c.** Nivel
   b. Volumen   **d.** Tono   _____

49. Las coloraciones que se obtienen de las hojas o de las cortezas de las plantas se denominan _____.
   a. coloraciones de tonos tierra   **c.** ecocolores
   b. biocolores   **d.** coloraciones naturales   _____

50. _____es una coloración sin amoníaco que agrega brillo y tono al cabello.
   a. La coloración gradual   **c.** El brillo
      del cabello
   b. La feomelanina   **d.** El relleno   _____

51. El término _____ significa dificultad para el ingreso de la humedad o las sustancias químicas al cabello.
   a. balayage   **c.** resistente
   b. semipermanente de   **d.** nivel
      larga duración   _____

52. ¿Cuál de las siguientes opciones se utiliza para reacondicionar el cabello dañado y demasiado poroso y equilibrar la porosidad, de modo que el cabello acepte el color en forma uniforme hebra por hebra y desde el cuero cabelludo hasta las puntas?
   a. Acondicionador de cutícula   **c.** Brillo
   b. Relleno de color   **d.** Activador   _____

53. ¿Cuál de las siguientes opciones es un agente oxidante que, al mezclarse con una coloración con oxidante, suministra el gas oxígeno necesario para desarrollar moléculas de color y crear un cambio en el color natural del cabello?
   a. Revelador de peróxido   **c.** Tonificante
      de hidrógeno
   b. Coloración permanente   **d.** Coloración gradual
                          del cabello   _____

54. Un _____ se utiliza para equilibrar la porosidad y depositar color en una aplicación para brindar un pigmento de contribución uniforme sobre el cabello preaclarado.

    a. acondicionador de cutícula   **c.** relleno de color
    b. brillo tonificador   **d.** revelador

55. ¿Cuál de las siguientes opciones es un proceso que consiste en tomar una sección angosta de cabello de $\frac{1}{8}$ pulgadas (0,3 cm) haciendo una partición recta en el cuero cabelludo, colocando el cabello sobre la lámina y aplicando aclarador o coloración?

    a. Decoloración   **c.** Mechas
    b. Balayage   **d.** Técnica de deslizamiento

56. El sistema que se utiliza para comprender las relaciones entre los colores se llama _____.

    a. rueda de colores   **c.** cromatología
    b. ley de los colores   **d.** regla de los tonos

57. El término _____ se refiere a la primera vez que se tiñe el cabello.

    a. aplicación en cabello virgen   **c.** servicio previo
    b. protoaplicación   **d.** retoque

58. ¿Qué tipo de melanina le da los colores negro y castaño al cabello?

    a. Melanina mezclada   **c.** Feomelanina
    b. Cianomelanina   **d.** Eumelanina

59. Un aclarador rápido, también conocido como _____, es un aclarador en polvo.

    a. presuavizador
    b. reflejos inversos
    c. aclarador no apto para el cuero cabelludo
    d. tonificante

60. Las coloraciones que contienen sales metálicas que cambian el color del cabello gradualmente mediante la acumulación progresiva y la exposición al aire, lo que crea un aspecto opaco y metálico, se denominan _____.

    a. coloraciones de sodio   **c.** coloraciones terciarias
    b. coloraciones continuas   **d.** derivados de la anilina

61. Una _____ se realiza para determinar el modo en que reaccionará el cabello a la fórmula de la coloración y el tiempo que se debe dejar en el cabello.
a. prueba de la hebra
b. prueba del parche
c. prueba de base
d. prueba de activación ____

62. Al identificar los niveles naturales para un servicio de coloración, la herramienta más valiosa es _____.
a. el peine para toques finales
b. la lámpara LED
c. el cepillo con ventilación
d. la rueda de colores ____

63. El color primario medio es el _____.
a. rojo
b. azul
c. amarillo
d. violeta ____

64. ¿Qué tipo de color agrega resultados de color sutiles?
a. Coloración semipermanente de larga duración
b. Coloración semipermanente
c. Coloración permanente
d. Coloración temporal ____

65. ¿Cuál de las siguientes opciones es una función del ingrediente alcalino en la coloración permanente?
a. Disminuye la penetración del tinte dentro del cabello.
b. Evita la acción de aclarado del peróxido.
c. Levanta la cutícula del cabello.
d. Recubre el cabello sin penetrarlo. ____

66. La henna es un ejemplo de _____.
a. coloración metálica
b. coloración natural
c. coloración temporal
d. coloración de mechas ____

67. ¿Cuál es el volumen estándar de peróxido de hidrógeno?
a. 10 volúmenes
b. 20 volúmenes
c. 30 volúmenes
d. 40 volúmenes ____

68. Una declaración de exención de responsabilidad no se considera _____.
a. protección para la escuela o el salón en caso de accidentes
b. útil para explicar a los clientes los riesgos involucrados en un servicio con productos químicos
c. un requisito para la mayoría de los seguros contra negligencia profesional
d. un acuerdo legalmente contractual ____

69. Los colores semipermanentes _____.
   a. aclaran el color   **c.** agregan color
   b. contienen oxidantes   **d.** eliminan color

70. La técnica que implica pasar hebras limpias y secas de cabello a través de una gorra perforada con un gancho plástico o metálico delgado se llama _____.
   a. tramado   **c.** técnica con gorra
   b. técnica con gancho   **d.** técnica de deslizamiento

71. Un _____ no contiene amoníaco, no requiere revelador y es suave con el cuero cabelludo y el cabello.
   a. tonificante no oxidativo   **c.** presuavizador
   b. aclarador   **d.** tonificante

72. Los colores que se preparan mediante la combinación de coloración permanente, peróxido de hidrógeno y champú se denominan _____.
   a. champús mixtos   **c.** champús de realce
   b. colores de mechas   **d.** champús para permanente

73. Los compuestos que recubren como las lacas, los productos para peinar y algunos acondicionadores pueden bloquear e interferir en _____.
   a. el acondicionamiento del cabello   **c.** la porosidad del cabello
   b. la penetración del color   **d.** la elasticidad del cabello

74. El lavado diario con champú y el uso de secador, una ondulación permanente ocasional o unos pocos días en la piscina pueden hacer que el pigmento artificial del cabello rojo _____.
   a. se solidifique y fortalezca   **c.** se estabilice y active
   b. se vuelva más vibrante   **d.** se oxide y destiña

75. Una consistencia _____ ofrece el mejor control durante la aplicación del aclarador como parte de una coloración de doble proceso.
   a. cremosa   **c.** empolvada
   b. acuosa   **d.** muy gruesa

CAPÍTULO 22

DEPILACIÓN

1. Durante la consulta con el cliente, todos los clientes deben llenar un formulario de admisión que divulga medicamentos
_____.
   a. tópicos
   b. orales
   c. orales y tópicos
   d. antihistamínicos

2. Un requisito indispensable para la depilación con láser es que el vello a eliminar debe _____.
   a. ser más claro que la piel circundante
   b. ser más oscuro que la piel circundante
   c. estar en la fase anágena
   d. estar en la fase catágena

3. La herramienta utilizada, en especial para quitar el vello no deseado de la nuca, es _____.
   a. pinzas
   b. una maquinilla eléctrica
   c. tijeras
   d. una navaja recta

4. El arco natural de las cejas sigue el _____.
   a. hueso orbital
   b. hueso frontal
   c. hueso de la mandíbula
   d. músculo frontal

5. El intervalo de tiempo recomendado entre cada servicio de depilación con cera es, por lo general, de _____.
   a. una semana
   b. de dos a cuatro semanas
   c. cuatro a seis semanas
   d. de seis a ocho semanas

6. Si la piel presenta enrojecimiento o inflamación después de un tratamiento con cera, cálmela mediante la aplicación de _____ y compresas frías.
   a. gel de aloe
   b. loción humectante
   c. alcohol de fricción
   d. un astringente

7. La depilación con hilos, también conocida como
_____, es un método de depilación temporal
que consiste en enroscar y hacer rodar hebras de algodón
por la superficie de la piel, enroscando el vello en la hebra
y levantándolo del folículo.
   a. depilación con cordel   c. estiramiento
   b. rotación   d. depilación con bandas ____

8. Una de las ventajas de la depilación con azúcar es que
se puede utilizar para eliminar el vello aunque solo mida
_____ de largo.
   a. $\frac{1}{8}$ pulgadas (0,3 cm)   c. $\frac{1}{2}$ pulgadas (1,25 cm)
   b. $\frac{1}{4}$ pulgadas (0,6 cm)   d. $\frac{1}{3}$ pulgadas (0,8 cm) ____

9. Cuando la cera caliente está lista para aplicarse sobre la piel,
debe estar cálida pero no demasiado caliente y _____.
   a. burbujeando por el calor
   b. tener una consistencia espesa, como mantequilla de maní
   c. fluir en la espátula como un líquido
   d. escurrir con suavidad de la espátula ____

10. Durante una depilación del cuerpo con cera blanda, si la
cera escurre y cae sobre el cliente en un área que no desea
depilar, debe retirarla con _____.
   a. un paño empapado con agua tibia
   b. un paño empapado con alcohol de fricción
   c. una loción diseñada para disolver y eliminar cera
   d. un astringente o tonificante ____

11. Un depilador extrae el vello desde _____.
   a. la parte inferior   c. la parte superior
      del folículo   del folículo
   b. la parte media   d. todas las partes
      del folículo   del folículo ____

12. ¿Qué método de depilación utiliza luz intensa para destruir
las células de crecimiento de los folículos pilosos?
   a. Depilación con pinzas   c. Electrólisis
   b. Fotodepilación   d. Hirsutismo ____

13. ¿Cuál método de depilación requiere la eliminación de todo el vello de la parte delantera y trasera de la zona de bikini?
a. Depilación con azúcar
b. Depilación con cera
c. Depilación brasileña del área del bikini
d. Depilación con hilos ____

14. ¿Cuál método de depilación elimina temporalmente el vello superfluo disolviéndolo en la superficie de la piel?
a. Depilación con hilos
b. Depilación con láser
c. Electrólisis
d. Depilatorio ____

15. ¿Qué método de depilación utiliza una corriente eléctrica para destruir las células de crecimiento capilar?
a. Fotodepilación
b. Electrólisis
c. Depilación con láser
d. Depilación con azúcar ____

16. ¿Cuál de las siguientes condiciones no se considera una contraindicación común para la depilación?
a. Migrañas crónicas
b. Cirugías cosméticas recientes
c. Quemaduras solares
d. Pústulas ____

17. ¿Cuál de las siguientes áreas es aquella que los hombres menos solicitan para depilación?
a. El cuello
b. Los pies
c. El pecho
d. La espalda ____

18. Al realizar una prueba del parche para un depilatorio, ¿por cuánto tiempo se debe dejar el producto sobre la piel?
a. De treinta a sesenta segundos
b. De dos a tres minutos
c. De cinco a siete minutos
d. De siete a diez minutos ____

19. ¿Cuál de las siguientes opciones es el procedimiento de depilación adecuado para las axilas de un cliente?
a. Corte con tijeras
b. Depilatorio
c. Depilación con cera
d. Depilación con pinzas ____

20. ¿Qué parte del cuerpo no es adecuada para la depilación con pinzas?
a. La parte superior de los pies
b. Los hombros
c. La línea del bikini
d. El labio superior ____

21. Si el vello mide más de _____, debe recortarse antes de aplicar la cera.

   a. $\frac{1}{4}$ pulgadas (0,6 cm)   **c.** 1 pulgada (2,5 cm)

   b. $\frac{1}{2}$ pulgadas (1,25 cm)   **d.** 1 $\frac{1}{2}$ pulgada (3,8 cm)   ____

22. La depilación con láser es más eficaz cuando se utiliza en folículos que se encuentran en la fase _____.

   a. catágena   **c.** de descanso

   b. telógena   **d.** anágena   ____

23. Otro nombre para el hirsutismo es _____.

   a. hipertricosis   **c.** hiperhidrosis

   b. hipertrofia   **d.** hipopigmentación   ____

24. La electrólisis implica la administración de una corriente eléctrica con _____.

   a. un conjunto muy fino de paletas redondas

   b. una tira metálica corta muy fina

   c. un electrodo muy fino con forma de aguja

   d. un electrodo muy fino tipo bastoncillo   ____

25. La fotodepilación _____.

   a. tiene efectos secundarios significativos

   b. requiere el uso de agujas

   c. tiene un significativo riesgo de infección

   d. puede depilar del 50 al 60% del vello en 12 semanas   ____

CAPÍTULO 23 FACIALES

1. Al remover un limpiador del área de los ojos, deben utilizarse esponjas faciales húmedas o almohadillas de algodón _____.
   a. con movimientos hacia arriba y hacia afuera
   b. con movimientos hacia abajo y sobre la superficie
   c. con movimientos hacia atrás y hacia adelante
   d. con movimientos circulares ____

2. Al realizar un análisis de la piel con una lámpara con lupa, lo primero que debe buscar el especialista es la ausencia o la presencia de _____.
   a. comedones cerrados
   b. poros visibles
   c. células evaporadas
   d. áreas grasosas de la piel ____

3. La piel escamosa o de aspecto seco, con pequeñas líneas finas y arrugas se clasifica como _____.
   a. deshidratada
   b. grasosa
   c. normal
   d. sensible ____

4. La piel grasosa o la que produce demasiado sebo puede lucir brillosa o aceitosa y tener _____.
   a. distribución de poros uniforme
   b. poros pequeños
   c. escamas
   d. poros grandes ____

5. Cuando un folículo se tapa, se produce una infección provocada por un tipo de bacterias que causan el acné llamadas _____.
   a. bacterias hidratantes
   b. bacterias sebáceas
   c. bacterias anaeróbicas
   d. bacterias aeróbicas ____

6. Los granos rojos que no tienen una cabeza con pus se denominan _____.
   a. granos de elastina
   b. pápulas de acné
   c. pústulas
   d. lunares ____

7. ¿Cuál de los siguientes es un trastorno de la piel causado por la exposición solar y los desequilibrios hormonales que produce manchas oscuras en algunas áreas de la piel?
   a. Hipertricosis
   b. Acné
   c. Deshidratación
   d. Hiperpigmentación

8. ¿Cuál de los siguientes es un trastorno hereditario crónico indicado por la ruborización facial constante o frecuente?
   a. Rosácea
   b. Tinea
   c. Acné
   d. Albinismo

9. Los profesionales de la cosmetología no deben realizar tratamientos que eliminen más allá _____.
   a. del tejido subcutáneo
   b. de la capa de la dermis
   c. del estrato córneo
   d. de la capa dérmica

10. ¿Cuál de los siguientes es un ácido suave que se presenta de forma natural y se utiliza en la exfoliación química para disolver las adhesiones y el cemento entre las células?
   a. Alfahidroxiácido
   b. Microdermoabrasión
   c. Exfoliación con enzimas
   d. Ácido criogénico

11. _____ es un producto concentrado que está diseñado para penetrar la piel y tratar diversas afecciones de la piel, y se aplica debajo del humectante o el filtro solar.
   a. El gommage
   b. La loción tonificante
   c. La máscara
   d. El suero

12. La tela delgada de algodón con estructura de malla que se utiliza para mantener las máscaras en el rostro se conoce como _____.
   a. acolchado de la máscara
   b. microseda
   c. gasa
   d. apósito

13. ¿Qué movimiento de masaje es suave y con golpeteos que se aplican con los dedos o las palmas de forma lenta y rítmica?
   a. Tapotement
   b. Pétrissage
   c. Sobado
   d. Effleurage

14. ¿Cuál de las siguientes es la forma de masaje pétrissage en la que se toma el tejido, se levanta con suavidad y se masajea hacia fuera?
   a. Rodamiento
   b. Rotación
   c. Fricción
   d. Amasamiento

15. ¿Cuál es el tipo de masaje más estimulante que debe aplicarse con cuidado y mesura?
    a. Rodamiento   **c.** Tapotement
    b. Golpeteo   **d.** Amasamiento   ____

16. El punto en la piel que cubre el músculo en el que la presión o la estimulación producen la contracción de dicho músculo se llama _____.
    a. punto de inserción   **c.** punto de origen
    b. punto motor   **d.** punto de conexión   ____

17. Al utilizar una máquina para cepillar a fin de realizar una exfoliación, la piel debe tratarse con _____.
    a. una capa delgada de limpiador o hidratante
    b. una capa bastante gruesa de limpiador o hidratante
    c. un tonificante fuerte
    d. una loción astringente   ____

18. El proceso mediante el cual se suaviza y emulsiona el sebo endurecido que está adherido a los folículos se denomina

    _____.
    a. terapia de masaje   **c.** desincrustación
    b. terapia pasiva   **d.** electroterapia   ____

19. El proceso de utilizar corriente galvánica para permitir que los productos solubles en agua que contienen iones penetren en la piel se denomina _____.
    a. iontoforesis   **c.** catodización
    b. micropenetración   **d.** extracción   ____

20. El uso terapéutico de aromas de plantas para tratamientos de belleza y salud se llama _____.
    a. terapia de aceites   **c.** electroterapia
    b. aromatización   **d.** aromaterapia   ____

21. Si utiliza exfoliantes fuertes sobre piel sensible, puede

    _____.
    a. agravar el enrojecimiento
    b. afectar la circulación
    c. provocar ampollas graves
    d. provocar magulladuras   ____

22. La piel dañada por el sol a menudo se confunde con

    _____.
    a. la piel sensible   **c.** el envejecimiento
                          de la piel
    b. la piel inflamada   **d.** la piel hipopigmentada   ____

23. Nunca deben usarse exfoliantes con AHA (alfahidroxiácidos) del salón a menos que el cliente haya utilizado en casa productos con 10 por ciento de AHA durante _____ antes del tratamiento en el salón con concentraciones más altas, no tenga contraindicaciones para el tratamiento de exfoliación y esté utilizando un producto facial de pantalla solar.

    a. por lo menos una semana
    b. por lo menos dos semanas
    c. no más de una semana
    d. no más de dos semanas

24. En comparación con los productos para uso diurno, los tratamientos nocturnos generalmente son _____.

    a. más livianos   **c.** menos intensivos
    b. iguales en peso   **d.** más intensivos

25. Uno de los principales beneficios del masaje es que _____.

    a. hace que la piel del cliente se tense, lo que abre los poros
    b. elimina la necesidad de productos de tratamiento
    c. aumenta la absorción del producto
    d. disminuye el efecto acondicionador de los productos de tratamiento

26. Las máscaras con base de arcilla son máscaras de limpieza que tienen un efecto exfoliante _____ en las pieles grasosas y mixtas.

    a. y suave   **c.** e hidratante
    b. y astringente   **d.** y de afloje

27. Las máscaras de alginato muchas veces contienen _____.

    a. algas marinas   **c.** arena
    b. aloe   **d.** vegetales

28. Los ingredientes que atraen el agua se conocen como _____.

    a. humectantes   **c.** sueros
    b. emolientes   **d.** astringentes

29. Un _____ es un folículo piloso incrustado con sebo solidificado y acumulación de células muertas, que parece un pequeño bulto debajo de la superficie de la piel.

    a. ostium   **c.** comedón abierto
    b. gommage   **d.** comedón cerrado

30. ¿Qué tipo de máscara contiene cristales especiales de yeso?
- **a.** Máscara de cera de parafina
- **b.** Máscara de modelado
- **c.** Máscara de crema
- **d.** Máscara de fricción ____

31. ¿Cuál los siguientes términos se refiere a la falta de lípidos?
- **a.** Exfoliante
- **b.** Cuperosis
- **c.** Alipídico
- **d.** Prolipídico ____

32. Las lociones que ayudan a reequilibrar el pH y eliminar los residuos de limpiador de la piel se denominan _____.
- **a.** sueros
- **b.** tonificantes
- **c.** humectantes
- **d.** exfoliantes ____

33. _____ es un aplicador que se utiliza para dirigir la corriente eléctrica de una máquina a la piel del cliente.
- **a.** Un electrodo
- **b.** Un amperaje
- **c.** Un exprimidor
- **d.** Una ampolla ____

34. La abertura del folículo se denomina _____.
- **a.** ánodo
- **b.** rastrillo
- **c.** ostium
- **d.** extremo del folículo ____

35. ¿Cuál de las siguientes opciones es un tipo de exfoliante químico que actúa disolviendo las proteínas de queratina en las células superficiales de la piel?
- **a.** Microdermoabrasión
- **b.** Tapotement
- **c.** Desincrustación
- **d.** Exfoliación con enzimas ____

36. _____ es una dosis individual de suero contenida en un frasco pequeño.
- **a.** Una ampolla
- **b.** Un cátodo
- **c.** Un ostium
- **d.** Un ánodo ____

37. La sacudida rápida de la parte del cuerpo mientras que las yemas de los dedos presionan firmemente en el punto de aplicación se denomina _____.
- **a.** golpe con el canto
- **b.** vibración
- **c.** palmada
- **d.** pétrissage ____

38. Los productos que se usan para eliminar físicamente la acumulación de células muertas se llaman _____.
- **a.** vaporizadores
- **b.** electrodos
- **c.** exfoliantes mecánicos
- **d.** exfoliantes químicos ____

39. La manipulación manual o mecánica del cuerpo que consiste en frotar, pellizcar con suavidad, sobar, dar golpecitos y otros movimientos se llama _____.
a. telangiectasias   c. iontoforesis
b. masaje   d. microcorriente

40. ¿Cuál de los siguientes términos se refiere a una condición que requiere evitar ciertos tratamientos, procedimientos o productos para prevenir efectos secundarios no deseados?
a. Effleurage   c. Compensación
b. Contratratamiento   d. Contraindicación

41. _____ es una crema exfoliante que se frota en la piel.
a. El alfahidroxiácido   c. El gommage
b. La leche limpiadora   d. El humectante

42. ¿Cuál de las siguientes es una condición caracterizada por áreas de la piel con capilares dilatados y enrojecimiento difuso?
a. Cuperosis   c. Albinismo
b. Iontoforesis   d. Hiperpigmentación

43. Los tratamientos eléctricos están contraindicados para clientes _____.
a. que toman isotretinoína
b. que toman Differin®
c. con asma
d. que tienen clavos óseos metálicos en el cuerpo

44. ¿Qué tipo de joyas deben evitar usar los cosmetólogos durante la administración de tratamientos faciales?
a. Pendientes   c. Collares
b. Anillos   d. Esclavas

45. La exfoliación adecuada _____.
a. hará que la piel sea más grasosa
b. disminuirá el contenido de humedad de la piel
c. disminuirá la elasticidad
d. reducirá la hiperpigmentación

46. Los hidratantes para piel grasosa generalmente se encuentran en forma de _____.
a. loción   c. polvo
b. gel   d. aerosol

47. Las máscaras de modelado _____ y son muy beneficiosas para la piel seca y madura.
a. se recomiendan para pieles grasosas
b. aumentan la circulación sanguínea
c. se deben aplicar en la parte baja del cuello
d. son aptas para clientes con hipertensión ____

48. Al realizar un pétrissage _____.
a. los movimientos deberían estar limitados al rostro y el cuello
b. debería aplicar mucha presión
c. se levanta, estruja y presiona el tejido
d. los movimientos deberían ser entrecortados ____

49. ¿Qué tipo de masaje implica tomar firmemente la piel con una mano y mover la mano hacia arriba y abajo a lo largo del hueso, mientras la otra mano mantiene el brazo o la pierna en una posición fija?
a. Fricción profunda descendente
b. Amasamiento
c. Rotación
d. Tapotement ____

50. ¿Con qué parte de las manos se realiza el golpe con el canto?
a. Las puntas de los dedos
b. La parte posterior
c. Las palmas
d. Los bordes ____

24 MAQUILLAJE FACIAL

1. Las bases _____ proporcionan una cobertura más gruesa y se suelen utilizar para las pieles más secas y maduras.
   - **a.** acuosas
   - **b.** cremosas
   - **c.** en polvo
   - **d.** en gel _____

2. _____ funciona bien para aplicar y esfumar la base, la crema, el rubor, el polvo compacto o el corrector.
   - **a.** Una espátula
   - **b.** Una esponja
   - **c.** Un algodón
   - **d.** Un hisopo de algodón _____

3. _____ se produce cuando se coloca un producto que es más claro que el tono de piel del cliente en los planos altos del rostro.
   - **a.** La base
   - **b.** El contorno
   - **c.** El acabado mate
   - **d.** El realce _____

4. A fin de limpiar los pinceles y las brochas profesionales para maquillaje, se utiliza un champú o solvente suave para brochas y se colocan bajo agua corriente con la férula _____.
   - **a.** apuntando hacia fuera
   - **b.** apuntando hacia arriba
   - **c.** apuntando hacia abajo
   - **d.** retirada _____

5. Para interpretar adecuadamente los intereses estéticos de un cliente, cada sesión de maquillaje debe comenzar con _____.
   - **a.** una consulta
   - **b.** un análisis
   - **c.** una evaluación
   - **d.** un halago _____

6. ¿Qué color de ojo se considera neutro y realza cualquier color de maquillaje?
   - **a.** Verde
   - **b.** Azul
   - **c.** Marrón
   - **d.** Avellana _____

7. En el maquillaje de ojos, se aplica un color de contorno para _____ volumen o hinchazón no deseados, contornear el pliegue o definir la línea de las pestañas.
   - **a.** maximizar
   - **b.** suavizar
   - **c.** acentuar
   - **d.** disimular _____

8. ¿Qué forma de rostro tiene mayor longitud en proporción a su ancho, en comparación con un rostro cuadrado o redondo?
   a. Triangular
   c. Alargada
   b. De diamante
   d. Redondeada ____

9. Para disimular una nariz pequeña y plana, se aplica una base más clara _____.
   a. en las mejillas y los lados de la nariz, terminando en la punta
   b. desde el centro hasta la punta de la nariz
   c. a los lados de la nariz y las fosas nasales
   d. a los lados de la nariz y en los surcos nasogenianos ____

10. La forma ideal de las cejas se traza a lo largo de tres líneas, con la segunda línea desde el círculo exterior del iris _____.
    a. hacia arriba
    c. hacia fuera
    b. hacia dentro
    d. hacia abajo ____

11. Cuando el rojo tiene como base el _____, es frío.
    a. naranja
    c. dorado
    b. amarillo
    d. azul ____

12. Crear _____ disimula las características faciales prominentes.
    a. realces
    c. colores brillantes
    b. una sombra
    d. contornos ____

13. ¿Cuál es la meta principal de una aplicación eficaz de maquillaje?
    a. Cubrir arrugas y manchas.
    b. Rehacer la imagen del cliente de acuerdo a algún ideal de belleza.
    c. Agregar mucho color al rostro del cliente.
    d. Resaltar las características más atractivas del cliente. ____

14. Si el cliente tiene los ojos muy unidos, se recomienda que aplique una capa de corrector claro _____.
    a. hacia arriba desde la parte superior del ojo
    b. hacia el ángulo externo de los ojos
    c. hacia el ángulo interno de los ojos
    d. hacia abajo desde el borde inferior de los ojos ____

15. Si el cliente tiene un rostro cuadrado, se recomienda que _____.
    a. cree un arco alto en los extremos de las cejas
    b. haga que las cejas queden casi rectas
    c. amplíe la distancia entre las cejas
    d. recorte los bordes exteriores de las cejas ____

16. ¿Qué tipo de cosmético se utiliza para definir los ojos?
    a. Rímel   c. Delineador de ojos
    b. Lápiz de cejas   d. Sombra   ___

17. ¿Cuál de los siguientes opciones se utiliza para disimular
    las ojeras, la hiperpigmentación, los capilares dilatados
    y otras imperfecciones de la piel?
    a. Polvo facial   c. Maquillaje compacto
    b. Corrector   d. Maquillaje teatral   ___

18. El maquillaje espeso que se usa principalmente en
    actuación se conoce como _____.
    a. maquillaje compacto   c. corrector
    b. base   d. maquillaje teatral   ___

19. ¿Cuál de las siguientes opciones también se conoce como
    base de maquillaje?
    a. Base   c. Colorete
    b. Imprimación de color   d. Delineador de labios ___

20. El uso más común de _____, aparte de la
    actuación, es para cubrir cicatrices y pigmentación irregular.
    a. la imprimación de color c. el rímel
    b. el maquillaje compacto   d. el polvo facial   ___

21. ¿Cuál de las siguientes opciones se utiliza principalmente
    para agregar color a las mejillas?
    a. Maquillaje teatral   c. Base
    b. Imprimación de color   d. Rubor   ___

22. ¿Cuál de las siguientes opciones es una preparación cosmética
    utilizada para oscurecer, definir y engrosar las pestañas?
    a. Sombra   c. Rímel
    b. Delineador de ojos   d. Corrector   ___

23. ¿Cuál de las siguientes opciones se aplica en la piel
    antes de la base para disimular la piel con imperfecciones
    y neutralizar las decoloraciones de la piel?
    a. Imprimante   c. Colorete
    b. Maquillaje compacto   d. Polvo facial   ___

24. ¿Cuál de las siguientes opciones es una preparación
    cosmética utilizada para acentuar y complementar el color
    de los ojos?
    a. Rímel   c. Delineador de ojos
    b. Sombra   d. Polvo para cejas   ___

25. El labial está disponible en muchas formas, que son una mezcla de aceites, ceras y pigmentos conocidos como _____ o tinturas.

    a. tonos   **c.** manchas

    b. lacas   **d.** mates

26. Los productos cosméticos que no contienen ingredientes que obstruirían los folículos, lo que agravaría la piel propensa al acné, se denominan _____.

    a. acneicos   **c.** no comedogénicos

    b. pustulosos   **d.** comedogénicos

27. Los polvos sueltos se aplican con una brocha grande o un _____.

    a. paño de lino   **c.** hisopo de algodón

    b. empujador   **d.** aplicador para

       de madera   polvo desechable

28. Los desmaquilladores de ojos a base de aceite se usan generalmente para quitar el maquillaje _____, y para descomponer el pegamento de látex que se usa para aplicar pestañas postizas.

    a. pesado y dramático   **c.** claro y clásico

    b. claro y natural   **d.** correctivo

29. ¿Qué tipo de pincel tiene cerdas delgadas, cónicas y rígidas, y se utiliza para aplicar delineador líquido o sombra en la línea de las pestañas?

    a. Pincel   **c.** Pincel delineador

       angular   de ojos

    b. Pincel para corrector   **d.** Pincel de cejas

30. ¿Qué tipo de pestañas son pestañas artificiales separadas que se aplican sobre la base de las pestañas una por una?

    a. Pestañas   **c.** Pestañas postizas

       en tiras   en tiras

    b. Pestañas   **d.** Pestañas

       individuales   en hebras

31. Aunque los desinfectantes instantáneos en aerosol se pueden usar para limpiar rápidamente los pinceles, contienen un alto nivel de _____ y no se recomiendan para uso diario.

    a. alcohol   **c.** acetona

    b. glicerina   **d.** aceite mineral

32. La aplicación de una sombra del mismo color de los ojos crea _____ con una profundidad de contraste menos dramática.

a. un mate favorecedor

b. un aspecto opaco

c. una paleta de colores

d. un campo monocromático ____

33. Las líneas de expresión y las arrugas pueden disimularse con _____ y base.

a. iluminador

b. polvo brillante

c. imprimante de la piel

d. crema escarchada ____

34. ¿Cuál es la meta del maquillaje para un rostro en forma de corazón?

a. Compensar la forma suavizando los ángulos duros del rostro.

b. Reducir el ancho de la frente y aumentar el de la mandíbula.

c. Ampliar la frente y estilizar la mandíbula.

d. Reducir la amplitud del pómulo exterior. ____

35. La piel que tiene un tono amarillento se conoce como piel _____.

a. rojiza

b. ruborizada

c. cetrina

d. translúcida ____

25 CUIDADO DE LAS UÑAS

1. Una lámpara ajustable se conecta a la mesa de manicura y debe usar una bombilla incandescente o fluorescente de _____.
   - **a.** 10 a 30 vatios
   - **b.** 40 a 60 vatios
   - **c.** 70 a 90 vatios
   - **d.** 100 a 120 vatios

2. Los abrasivos de grano fino están diseñados para eliminar rayas muy finas y _____.
   - **a.** dar brillo y pulir
   - **b.** suavizar y refinar
   - **c.** pulir de forma agresiva
   - **d.** acortar y modelar

3. ¿Cuáles son los dos ingredientes que se combinan en el endurecedor de proteína?
   - **a.** Colágeno y elastina
   - **b.** Esmalte transparente y proteína
   - **c.** Esmalte transparente y formaldehído
   - **d.** Esmalte de color y elastina

4. Los productos para uñas deben retirarse de sus envases respectivos con _____ a fin de evitar contaminar los productos y propagar enfermedades.
   - **a.** un empujador de madera
   - **b.** un dedo
   - **c.** una espátula desechable de plástico o metal
   - **d.** un hisopo de algodón

5. ¿Cuál de los siguientes es un producto diseñado para aflojar y disolver el tejido muerto de la lámina ungueal?
   - **a.** Loción hidratante
   - **b.** Quitaesmalte sin acetona
   - **c.** Quitaesmalte con acetona
   - **d.** Removedor de cutículas

6. El mejor resultado en la aplicación del esmalte para uñas se logra con cuatro capas, que incluyen _____.

a. dos capas de esmalte de color y dos capas protectoras

b. dos capas base, una capa de esmalte de color y una capa protectora

c. una capa base, dos capas de esmalte de color y una capa protectora

d. una capa base, una capa de esmalte de color y dos capas protectoras ____

7. Una mesa estándar de manicura _____.

a. generalmente mide 16 a 21 pulgadas (40 a 53 cm) de ancho

b. generalmente mide 24 a 36 pulgadas (60 a 91 cm) de largo

c. no tiene cajones o estantes

d. no requiere limpieza ni desinfección ____

8. Si un solo cliente va a recibir una manicura y una pedicura, ¿cuántos pares de guantes necesita el cosmetólogo?

a. Ninguno **c.** Dos

b. Uno **d.** Tres ____

9. Los recipientes para desinfección vienen en muchas formas, medidas y materiales, y deben tener _____.

a. un desagüe **c.** un temporizador

b. una bandeja **d.** una tapa ____

10. ¿Cuál de los siguientes productos o insumos no se guarda en una bandeja de insumos?

a. Esmaltes **c.** Cremas

b. Secador eléctrico de esmalte para uñas **d.** Quitaesmaltes ____

11. Las pequeñas aberturas de la piel, a menudo invisibles, que permiten que los microbios entren a la piel produciendo una infección, se conocen como _____.

a. lesión microscópica **c.** minidaño

b. macrotrauma **d.** microtrauma ____

12. Las mejores toallas de tela para utilizar en un servicio personal son las de color _____.

a. blanco **c.** amarillo

b. gris **d.** negro ____

13. Se sabe que el jabón elimina _____ de los microbios patógenos de las manos cuando se lavan correctamente.

a. casi el 50%
c. más del 80%
b. alrededor del 75%
d. más del 90% _____

14. En comparación con los quitaesmaltes sin acetona, los quitaesmaltes con acetona _____.

a. funcionan más rápido, pero son solventes más deficientes
b. funcionan más lento, pero son solventes más deficientes
c. funcionan más rápido para quitar el esmalte y se evaporan rápidamente
d. funcionan más lento, pero son mejores solventes _____

15. ¿Cuál de las siguientes opciones está diseñada para sellar la superficie de la piel alrededor de la uña?

a. Aceite para las uñas
c. Loción para las uñas
b. Crema para las uñas
d. Acetona _____

16. ¿Cuál de las siguientes opciones no describe una capa de color que se aplica a la superficie de la uña natural?

a. Laca para uñas
c. Blanqueador de uñas
b. Barniz de uñas
d. Esmalte de uñas _____

17. Los endurecedores de uñas pueden aplicarse _____.

a. solo antes de la capa base
b. solo como capa protectora
c. antes de la capa base o como capa protectora
d. después de la manicura con aceite _____

18. El propósito del masaje en la manicura es inducir _____.

a. la estimulación
c. la circulación
b. el metabolismo
d. la relajación _____

19. Un derivado del petróleo que posee excelentes propiedades de sellado para conservar la humedad de la piel es _____.

a. la lanolina
c. la glicerina
b. la parafina
d. el sellador _____

20. Una manicura de spa requiere un exhaustivo conocimiento de _____.

a. aplicación de esmalte
c. cuidado de la piel y de las uñas
b. masajes reconfortantes
d. productos libres de sustancias químicas _____

21. ¿Cuál de los siguientes términos se refiere a las herramientas necesarias para prestar los servicios?
   a. Implementos   **c.** Equipo
   b. Instrumentos   **d.** Productos

22. ¿Cuál de los siguientes términos se refiere a las manchas de la edad causadas por la luz ultravioleta del sol?
   a. Hipotensión   **c.** Hipopigmentación
   b. Hipertensión   **d.** Hiperpigmentación

23. ¿Qué movimiento de masaje implica una sucesión de golpes en los cuales las manos se deslizan por un área del cuerpo con diversos grados de presión o contacto?
   a. Pétrissage   **c.** Tapotement
   b. Effleurage   **d.** Vibración

24. Frotar una lima con otra lima limpia y sin uso a lo largo de los bordes afilados para eliminarlos se conoce como
_____.
   a. preparación de la lima   **c.** limado
   b. afilado   **d.** pulido

25. ¿Qué implemento se utiliza para recortar cuidadosamente la piel muerta alrededor de las uñas?
   a. Empujador metálico   **c.** Alicate para uñas
   b. Pincitas   **d.** Cortaúñas

26. ¿Qué movimiento de masaje implica golpes rápidos con las manos sobre la piel?
   a. Fricción   **c.** Effleurage
   b. Pétrissage   **d.** Tapotement

27. ¿Qué implemento se utiliza para cortar el borde libre en forma rápida y eficiente?
   a. Alicate para uñas   **c.** Lima de uñas
   b. Cortaúñas   **d.** Pulidor

28. ¿Qué tipo de masaje implica varios golpes que manipulan o presionan una capa de tejido sobre otra?
   a. Vibración   **c.** Effleurage
   b. Tapotement   **d.** Fricción

29. Un acolchado para el servicio debe estar _____ durante todo el servicio.

    a. completamente cubierto con una toalla limpia y fresca

    b. cubierto con plástico

    c. más alto en los extremos que en el medio

    d. colocado detrás de la espalda del cliente   ____

30. El empujador de madera se usa para retirar el tejido cuticular de la lámina ungueal, a fin de limpiar debajo del borde libre de las uñas o de _____.

    a. acortar el borde libre

    b. retirar los implementos de las soluciones desinfectantes

    c. limpiar las uñas durante el lavado de manos

    d. aplicar productos   ____

31. Los productos que contienen ingredientes que reducen la fragilidad de la uña son _____.

    a. las ceras de parafina

    b. los fortalecedor es de uñas

    c. los acondicionadores de uñas

    d. los rellenos de estriaciones   ____

32. Las uñas _____ tienen un borde libre cuadrado y redondeado en las esquinas.

    a. en punta

    b. cuadrangulares

    c. cuadradas

    d. ovaladas   ____

33. La forma de la uña que debe limarse levemente y extenderse solo un poco más allá de la punta del dedo se llama _____.

    a. uña en punta

    b. uña redondeada

    c. uña cuadrada

    d. uña cuadrangular   ____

34. La uña _____ es una forma de uña tradicional, cuya apariencia se considera atractiva en la mayoría de las manos femeninas.

    a. ovalada

    b. en punta

    c. cuadrangular

    d. cuadrada   ____

35. Los aceites esenciales se extraen a través de diferentes formas de _____ de semillas, cortezas, raíces, hojas, madera o resina de plantas.

    a. retiro

    b. extracción

    c. destilación

    d. evaporación   ____

CAPÍTULO 26
PEDICURA

1. Cuando realiza un masaje en los pies durante una pedicura, debe tomar el pie entre el pulgar y los dedos en _____.
   a. la planta del pie
   b. el área del talón
   c. el área mediotarsal
   d. el área del tobillo _____

2. Las piedras calientes que se utilizan en las pedicuras son suaves y, generalmente, de _____.
   a. granito
   b. basalto
   c. cuarzo
   d. teja _____

3. Los productos para ablandar y suavizar el tejido endurecido son _____.
   a. cremas para pies
   b. solventes de la piel
   c. suavizantes de callos
   d. removedores de callos _____

4. ¿Cuál técnica de masaje se utiliza más en una pedicura?
   a. Effleurage
   b. Pétrissage
   c. Tapotement
   d. Reflexología _____

5. ¿Cuál de los siguientes productos nunca debe colocarse en el baño para pies junto con los pies del cliente?
   a. Solución
   b. Antiséptico
   c. Sal de magnesio
   d. Desinfectante _____

6. La silla que un cosmetólogo utiliza cuando realiza una pedicura _____.
   a. generalmente es alta
   b. no debe ser ergonómica
   c. debe ser barata
   d. debe ser contemporánea _____

7. Un producto concentrado para tratamiento que a menudo está compuesto de arcillas minerales, agentes humectantes, suavizantes de piel, aceites para aromaterapia, extractos botánicos y otros ingredientes beneficiosos, es _____.
   a. una máscara
   b. un exfoliante
   c. un emoliente
   d. una escobilla _____

8. Por lo general, los exfoliantes son lociones _____ que contienen _____ como agente exfoliante.
   a. a base de aceite / un abrasivo
   b. a base de agua / un abrasivo
   c. emolientes / cristales
   d. de glicerina / gránulos ____

9. A fin de terminar a tiempo para el próximo cliente, debe estar aplicando el esmalte _____ después de comenzar la pedicura de una hora.
   a. 10 a 15 minutos
   b. 30 a 35 minutos
   c. 45 a 50 minutos
   d. 50 a 55 minutos ____

10. Los profesionales de la reflexología creen que estimular o presionar ciertos reflejos o puntos en los pies puede _____ en dichas áreas.
    a. reflejar energía positiva
    b. disminuir el flujo sanguíneo
    c. causar molestias significativas
    d. revertir los signos del envejecimiento ____

11. Un baño de parafina _____.
    a. estimula la circulación sanguínea
    b. reduce la absorción del producto
    c. aumenta la inflamación
    d. enfría la piel ____

12. Un ácido orgánico que proviene de la corteza de los sauces es _____.
    a. hidróxido de potasio
    b. urea
    c. ácido salicílico
    d. ácido destilado ____

13. Si un cliente reserva una pedicura estándar y usted descubre que los pies están inusualmente en malas condiciones y que necesitará más tiempo del programado, se recomienda que _____.
    a. dedique todo el tiempo que sea necesario, incluso si eso significa que otros clientes deban esperar
    b. envíe al cliente a casa y le pida que reserve una cita más larga para la próxima vez
    c. cancele las siguientes citas a fin de hacer tiempo para el cliente
    d. le diga al cliente que hará su mayor esfuerzo en el tiempo programado, pero que es posible que necesita otra pedicura ____

14. El pie escamoso comúnmente requiere un tratamiento _____ en el salón.
    a. diario   c. mensual
    b. semanal   d. anual   ____

15. El masaje de la manicura y la pedicura definitivamente se enfoca en _____.
    a. el drenaje del flujo linfático   c. el alivio del dolor
    b. la estimulación muscular   d. la relajación   ____

16. ¿Cuál de estos implementos se conoce comúnmente como paleta para pedicura?
    a. Lima para pies   c. Cucharilla
    b. Lima de metal   d. Lima de uñas   ____

17. ¿Cuál de los siguientes es un implemento metálico con un extremo ranurado que se utiliza para limar y suavizar los bordes de la lámina ungueal?
    a. Cortaúñas   c. Lima de metal
    b. Alicates para uñas d. Cucharilla   ____

18. _____ es un implemento con un extremo pequeño en forma de cuchara que se usa para eliminar de manera más eficiente la suciedad del pliegue ungueal y de las áreas del eponiquio e hiponiquio.
    a. Una lima de metal   c. Un cepillo para uñas
    b. Una cucharilla   d. Una pinza   ____

19. Muchos de estos clientes de edad avanzada tienen problemas de salud que requieren de _____ cuando reciben una pedicura.
    a. tiempo adicional
    b. supervisión médica
    c. un cuidado excepcionalmente delicado
    d. productos especiales   ____

20. ¿Qué implemento se debe usar cuidadosamente a fin de evitar atrapar la piel del dedo en las mordazas?
    a. Alicates para los pies   c. Tijeras de acabado
    b. Raspador   d. Cucharilla   ____

21. ¿Cuánto tiempo se dejan generalmente las máscaras en la piel del cliente?
   a. De cinco a diez minutos
   b. De diez a quince minutos
   c. De quince a veinte minutos
   d. De veinte a treinta minutos

22. Si un cliente quiere relajarse durante una pedicura, se recomienda que usted _____.
   a. intente conversar sobre algo agradable
   b. le comente sobre los productos para el cuidado en el hogar que ofrece
   c. le brinde la paz y la tranquilidad que está buscando
   d. apriete los pies del cliente suavemente para mantenerlo despierto

23. Se les debe advertir a los clientes que no se deben depilar las piernas _____ de un servicio de pedicura.
   a. 24 horas después   c. 24 horas antes
   b. 48 horas después   d. 48 horas antes

24. Algunas mejoras en los pies requieren más de una cita, lo que se denomina _____.
   a. un conjunto   c. una serie
   b. un sistema   d. una selección

25. ¿De quién es la responsabilidad de garantizar una desinfección apropiada del baño para pedicura?
   a. El especialista
   b. El salón
   c. El cliente
   d. El salón y el especialista

CAPÍTULO **27** UÑAS POSTIZAS Y APLIQUES

1. _____ es una uña plástica y premoldeada formada a partir de un polímero resistente fabricado con acrilonitrilo butadieno estireno (ABS).
   a. El aplique de uñas
   b. La uña postiza
   c. El recubrimiento de uñas
   d. El adhesivo para uñas ____

2. El área de depresión superficial en la uña postiza es _____ que sirve como punto de contacto con la lámina ungueal.
   a. la hendidura
   b. el contacto
   c. el aplicador
   d. el gel ____

3. Cuando se fijan las uñas postizas a la superficie de la uña natural, se recomienda que utilice la técnica de _____.
   a. hacer tope, sostener y liberar
   b. hacer tope, asegurar y sostener
   c. asegurar, sostener y liberar
   d. asegurar, deslizar y liberar ____

4. Para difuminar una uña postiza en el área de contacto, la lima de grano fino a mediano o la barra pulidora debe sostenerse _____.
   a. en un ángulo de 45 grados contra la lámina ungueal
   b. en un ángulo de 80 grados contra la lámina ungueal
   c. en un ángulo de 15 grados contra la lámina ungueal
   d. plano sobre la uña mientras uniforma la uña postiza ____

5. El aplique de tela más resistente es _____.
   a. la seda
   b. el papel
   c. la fibra de vidrio
   d. el lino ____

6. El producto que actúa como un secador y acelera el proceso de endurecimiento del recubrimiento adhesivo o de resina se conoce como _____.
   a. pico de calor
   b. extensor
   c. activador
   d. deshidratante ____

7. Una sustancia que se utiliza para eliminar la humedad y las cantidades pequeñas de oleosidad que quedan en la superficie de la uña natural se llama _____.
   a. ablandador de uñas
   b. activador de uñas
   c. adhesivo para uñas
   d. deshidratante de uñas

8. Un trozo de tela cortado para cubrir por completo una grieta o rotura en la uña es _____.
   a. una banda de resistencia
   b. un parche de reparación
   c. un lote de redefinición
   d. una tira de relleno

9. Para evitar el dañ0o de los apliques de uñas al quitar el esmalte existente, se usa _____.
   a. un quitaesmalte con acetona
   b. un acelerador de aceite
   c. un suavizante de resina
   d. un quitaesmalte sin acetona

10. Un implemento similar a un cortaúñas, diseñado para recortar uñas postizas es _____.
    a. un alicate para uñas postizas
    b. un cortaúñas para uñas postizas
    c. un cortaúñas de resistencia
    d. un pulidor de uñas postizas

11. Los apliques de tela son los apliques de uñas más populares por su _____.
    a. durabilidad
    b. color
    c. precio
    d. brillo lustroso

12. Los adhesivos en gel, a veces, se denominan _____.
    a. activadores
    b. recubrimientos
    c. resinas
    d. deshidratantes

13. ¿Cuáles apliques están hechos de una malla sintética muy fina con una trama abierta?
    a. Apliques de fibra de vidrio
    b. Apliques de seda
    c. Apliques de lino
    d. Apliques de papel

14. ¿Qué apliques están hechos de un material natural fino con una trama cerrada que se vuelve transparente cuando se le coloca resina para apliques?
    a. Apliques de lino
    b. Apliques de fibra de vidrio
    c. Apliques de papel
    d. Apliques de seda

15. ¿Qué apliques son muy fáciles de usar, pero no tienen la resistencia ni la durabilidad de los apliques de tela?
  a. Apliques de lino
  b. Apliques de seda
  c. Apliques de papel
  d. Apliques de fibra de vidrio _____

16. ¿Qué tipo de apliques están hechos de un material pesado de trama cerrada?
  a. Apliques de seda
  b. Apliques de lino
  c. Apliques de fibra de vidrio
  d. Apliques de papel _____

17. Por lo general, estos adhesivos para uñas vienen en un tubo con un aplicador, en un aplicador de una sola gota o en _____.
  a. un tubo.
  b. un frasco.
  c. un rociador.
  d. un pincel. _____

18. *Mantenimiento* es el término que se utiliza cuando se necesita mantener un realce para uñas después de _____ o más semanas desde la aplicación inicial del producto.
  a. una
  b. dos
  c. cuatro
  d. seis _____

19. La corrección estructural de la uña durante el servicio de mantenimiento de aplique de uñas para garantizar su resistencia, forma y durabilidad se denomina _____.
  a. llenado
  b. relleno
  c. reequilibrio
  d. activación _____

20. Para retirar los apliques de tela, primero remójelos en acetona y luego _____.
  a. deslícelos con delicadeza y cuidado con un empujador de madera
  b. frótelos con delicadeza con fibra de acero
  c. córtelos con cuidado con los alicates
  d. córtelos con precisión con tijeras _____

21. Una capa de cualquier tipo de producto de realce para uñas que se coloca sobre la uña natural o sobre la uña postiza a fin de darle mayor resistencia se conoce como _____.
  a. una sobreaplicación
  b. una envoltura con bigudí doble
  c. un fortalecedor superior
  d. un recubrimiento _____

22. El punto donde el borde libre de la uña natural se encuentra con la uña postiza y donde la uña postiza se adhiere a la uña se denomina _____.

    a. punto de tope   **c.** posición de tope

    b. conexión de hendidura   **d.** ranura de borde libre   ____

23. Una tira de tela de $\frac{1}{8}$ pulgadas (3,12 mm) de longitud, que se aplica en el punto débil de la uña se denomina _____.

    a. parche de reparación   **c.** banda fortalecedora

    b. banda de resistencia   **d.** reequilibrio   ____

24. ¿Qué método de remoción de apliques puede provocar daños en la lámina ungueal al quitar capas de la uña natural y puede romper el sello de los restos del realce?

    a. Cortarlo

    b. Deslizarlo

    c. Sumergirlo

    d. Sumergirlo y deslizarlo   ____

25. Las uñas postizas que _____ requieren menos limado sobre la uña natural luego de su colocación.

    a. no tienen hendidura   **c.** tienen forma libre

    b. se cortaron   **d.** se desfilaron
       previamente   previamente   ____

CAPÍTULO 28
REALCES PARA UÑAS DE MONÓMERO LÍQUIDO Y POLÍMERO EN POLVO

1. Las uñas esculpidas se crean mediante la combinación de un producto químico conocido como monómero líquido y _____ para elaborar un realce para uñas.
   - **a.** polvo monómero
   - **b.** polímero en polvo
   - **c.** polvo líquido
   - **d.** polvo molecular
   _____

2. A medida que el monómero líquido absorbe el polímero en polvo, se forma un producto en la punta del pincel que se conoce como _____.
   - **a.** taza
   - **b.** perla
   - **c.** punto
   - **d.** apósito
   _____

3. El iniciador que se agrega al polímero en polvo se denomina _____.
   - **a.** peróxido de benzoilo
   - **b.** peróxido catalizador
   - **c.** hidróxido de sodio
   - **d.** peróxido de hidrógeno
   _____

4. Para evitar la contaminación de los productos, el vaso Dappen debe tener _____.
   - **a.** una tapa floja
   - **b.** una abertura grande
   - **c.** una tapa bien ajustada
   - **d.** una tapa para evaporación
   _____

5. Para muchas de las aplicaciones que se realizan en un salón, los guantes más adecuados son los de _____.
   - **a.** polímero en polvo de nailon
   - **b.** plástico duro
   - **c.** polímero de látex
   - **d.** polímero en polvo de nitrilo
   _____

6. La perla de producto para el modelado del borde libre debe tener una _____.
   - **a.** consistencia húmeda
   - **b.** consistencia seca
   - **c.** consistencia media a seca
   - **d.** consistencia media a húmeda
   _____

7. ¿Qué tipo de imprimantes para uñas se utilizan con más frecuencia actualmente?
   a. Imprimantes a base de ácidos y sin ácidos
   b. Imprimantes a base de ácidos y no ácidos
   c. Imprimantes a base de ácidos y de ácido doble
   d. Imprimantes sin ácidos y no ácidos   ____

8. Al aplicar imprimante para uñas sin ácido y no ácido, el pincel debe retener suficiente producto para tratar, ¿cuántas uñas?
   a. Una o dos   c. Seis
   b. Dos o tres   d. Ocho   ____

9. Después de un servicio, ¿qué debe hacer con las pequeñas cantidades de monómero líquido utilizado que quedan en el vaso Dappen?
   a. Regresar el monómero líquido al envase original.
   b. Verte el monómero líquido directamente dentro de una bolsa plástica.
   c. Limpiar el vaso Dappen con una toalla de papel y verter el monómero líquido en una bolsa plástica.
   d. Verter el monómero líquido directamente en el desagüe.   ____

10. _____ es el área de la uña que tiene la mayor resistencia.
    a. El vértice   c. El borde lateral
    b. El área de resistencia d. El eponiquio   ____

11. Una máscara antipolvo utilizada de manera adecuada lo protegerá _____.
    a. solo del   c. del polvo y los
       polvo   vapores
    b. solo de los   d. de los olores
       vapores   y vapores   ____

12. En el servicio de mantenimiento, _____.
    a. la uña se vuelve más gruesa
    b. todo el realce para uñas se vuelve más grueso
    c. se lima el vértice de la uña
    d. se retira todo el realce para uñas   ____

13. ¿Cuál de las siguientes afirmaciones sobre los catalizadores es verdadera?
    a. Los catalizadores disminuyen las reacciones químicas entre el monómero líquido y el polímero en polvo.
    b. Los catalizadores se agregan al monómero líquido para controlar el tiempo de fijación o de curado.
    c. Los catalizadores destruyen a los iniciadores.
    d. Los catalizadores previenen que se activen los iniciadores.   ____

14. El polímero en polvo está disponible _____.
- **a.** solo en forma transparente
- **b.** solo en blanco
- **c.** en blanco y rosado
- **d.** en una gran variedad de colores _____

15. ¿Cuál de los siguientes términos se refiere a la unidad llamada molécula?
- **a.** Polímero
- **b.** Monómero
- **c.** Iniciador
- **d.** Catalizador _____

16. ¿Cuál de las siguientes opciones es una sustancia que se forma al combinar muchas moléculas pequeñas en estructuras muy largas en forma de cadena?
- **a.** Vértice
- **b.** Perla
- **c.** Monómero
- **d.** Polímero _____

17. Una sustancia que se pone en acción y hace que las moléculas del monómero se unan en forma permanente formando largas cadenas de polímeros se denomina _____.
- **a.** un iniciador
- **b.** un catalizador
- **c.** un reactor
- **d.** un concentrador _____

18. Una _____ es una perla que se crea con cantidades iguales de líquido y polvo.
- **a.** perla húmeda
- **b.** perla seca
- **c.** perla mojada
- **d.** perla media _____

19. Una _____ es una perla creada utilizando el doble de líquido que de polvo.
- **a.** perla mojada
- **b.** perla media
- **c.** perla seca
- **d.** perla húmeda _____

20. Una _____ es una perla que se crea utilizando una medida y media más de líquido que de polvo.
- **a.** perla media
- **b.** perla mojada
- **c.** perla húmeda
- **d.** perla seca _____

21. ¿Cuál de las siguientes opciones se coloca debajo del borde libre de la uña natural y se utiliza como guía para extender los realces para uñas de modo que sobresalgan de la punta del dedo?
- **a.** El borde lateral
- **b.** El pincel monómero
- **c.** La forma de uña
- **d.** El puntal de curación _____

22. El área donde la uña natural crece más allá del dedo y se convierte en el borde libre se llama _____.
- **a.** área de resistencia
- **b.** forma de la uña
- **c.** vértice
- **d.** lúnula _____

23. El área que va desde la cutícula hacia el costado o desde la pared de la uña hasta la extensión se denomina
_____.

a. lúnula   c. borde libre
b. borde lateral   d. vértice

24. No se recomienda el uso de metacrilato de metilo (MMA) en las uñas porque no se adhiere bien a la uña natural. La rigidez del producto puede provocar daños graves en la lámina ungueal, es muy difícil retirarlo y _____.

a. es difícil de romper
b. fortalece la uña natural
c. requiere productos especiales para que se disuelva
d. la FDA dice que no debe usarse

25. El proceso por el cual los monómeros se unen con otros para formar largas cadenas de polímeros se conoce como
_____.

a. monomerización
b. resolución
c. reacción de polimerización
d. mantenimiento en cadena

26. ¿Cuál de estos abrasivos serían adecuados para el limado final, el refinado y el pulido?

a. 100 granos   c. 240 granos
b. 4000 granos   d. 180 granos

27. Después de un servicio donde se usa monómero líquido y polímero en polvo, debe limpiar el vaso Dappen con _____ antes de guardarlo en un lugar libre de polvo.

a. acetona   c. agua caliente
b. peróxido de hidrógeno   d. agua fría

28. Los lados inferiores de la extensión de la uña
_____.

a. siempre deben sobresalir
b. siempre deben hundirse
c. deben ser uniformes y ajustarse a la uña
d. deben tener una textura áspera

29. El vértice generalmente _____.
   a. tiene forma ovalada y está ubicado en el lado del pulgar de la uña
   b. tiene forma ovalada y está ubicado en el centro de la uña
   c. es rectangular y está ubicado en la base de la uña
   d. es redondo y está ubicado debajo de la uña   ____

30. En general, los productos inodoros se deben utilizar con una proporción de mezcla _____.
   a. seca   **c.** mojada
   b. húmeda   **d.** media   ____

31. La cantidad de granos de arena que hay en una lima abrasiva por pulgada cuadrada se conoce como _____.
   a. papel de lija   **c.** textura
   b. densidad   **d.** grano   ____

32. El arte de uñas que sobresale de la uña se conocen como _____.
   a. arte que sobresale   **c.** arte 3D
   b. arte superficial   **d.** arte incorporado   ____

33. Los diseños en el interior del realce para uñas que se crean cuando el arte de uñas se inserta entre dos capas de producto mientras se forma el realce para uñas se denominan _____.
   a. arte de superposición   **c.** diseños en capas
   b. diseños incrustados   **d.** superposición de diseño   ____

29 GELES CURADOS CON LUZ

1. _____ es una cadena corta de monómeros líquidos que habitualmente es gruesa, pegajosa y similar al gel y que no es lo suficientemente larga como para considerarse un polímero.
   a. Un postpolímero
   b. Un metacrilato
   c. Un oligómero
   d. Una resina

2. ¿Cuál es la bombilla UV más común en el mercado?
   a. Cuatro vatios
   b. Nueve vatios
   c. Siete vatios
   d. Doce vatios

3. Por lo general, los geles curados con luz vienen envasados en recipientes opacos o _____.
   a. jarras de vidrio
   b. botellas de plástico transparente
   c. bolsas de plástico
   d. tubos flexibles

4. La superficie pegajosa que queda sobre la uña después de curar el gel UV o LED se llama capa _____.
   a. de inhibición
   b. de contorno
   c. de adhesión
   d. primaria

5. Se recomienda _____ a fin de refinar el contorno de la superficie para las uñas de gel UV o LED.
   a. un producto no abrasivo
   b. una lima de metal
   c. un abrasivo medio o fino
   d. un abrasivo áspero o fuerte

6. La viscosidad es la medición _____ de un líquido y la forma en que fluye.
   a. del peso
   b. del espesor
   c. del volumen
   d. de la opacidad

7. ¿Cuál de estos productos se utiliza para aumentar la adhesión de los geles UV o LED a la superficie de la uña natural?
   a. Imprimante para uñas
   b. Adhesivo para uñas
   c. Gel adhesivo
   d. Limpiador de uñas

8. La introducción de aire en el gel UV mientras lo aplica a la uña _____.
   a. ayudará a evitar el agrietamiento
   b. ayudará a que el gel se cure de manera más uniforme
   c. dará una apariencia más brillante a la uña
   d. reducirá la resistencia del gel curado ____

9. ¿Cuál de las siguientes es una resina de alta viscosidad que permite al cosmetólogo crear un arco y una curva en una uña?
   a. Gel de construcción   **c.** Gel pigmentado
   b. Gel UV o LED blando   **d.** Gel adhesivo ____

10. Una sustancia química llamada _____ desencadena la reacción de polimerización.
   a. quimioiniciador   **c.** capacitador
   b. oligómero   **d.** fotoiniciador ____

11. Cuando el esmalte de gel termina de curarse, se puede aplicar un _____ sobre él para crear un brillo altamente lustroso.
   a. esmalte de gel   **c.** gel adhesivo
   b. gel de brillo   **d.** gel de construcción ____

12. ¿Cuál de los siguientes es un tipo de gel UV o LED que no se puede eliminar con un solvente?
   a. Geles UV y LED duros
   b. Geles UV y LED blandos
   c. Geles UV y LED autoniveladores
   d. Geles UV y LED de brillo ____

13. ¿Qué tipo de gel UV también se conoce como gel sumergible?
   a. Gel de construcción   **c.** Gel pigmentado
   b. Esmalte de gel UV y LED   **d.** Gel UV y LED blando ____

14. Los geles curados con luz _____.
   a. tienen un fuerte olor
   b. no se liman fácilmente
   c. pueden ser fáciles de mantener
   d. son difíciles de aplicar ____

15. Un gel de muy baja viscosidad que se usa como alternativa a las lacas tradicionales para las uñas es _____.
   a. un gel pigmentado   **c.** un esmalte de gel
   b. un gel autonivelador   **d.** una laca de gel ____

16. Hay muchos nombres para los geles de brillo. ¿Cuál de los siguientes no corresponde a uno de ellos?
  a. Gel sellador
  b. Gel de capa
  c. Gel de acabado
  d. Gel brillante
  ____

17. Si una unidad de luz tiene cuatro bombillas y cada bombilla es de nueve vatios, entonces se dice que la lámpara es una lámpara de _____.
  a. 3 vatios
  b. 7 vatios
  c. 11 vatios
  d. 36 vatios
  ____

18. Las diferentes bombillas producen cantidades muy distintas de luz UV y LED. Esto se denomina intensidad o _____ de la bombilla UV y LED.
  a. concentración
  b. resistencia
  c. amperaje
  d. oclusión
  ____

19. Después de preparar la lámina ungueal de manera adecuada para una aplicación de gel curado con luz, cada capa de producto se aplica a la uña natural, a la uña postiza o al molde y necesita exponerse a una fuente de luz UV o LED para que _____.
  a. se seque
  b. se cure o endurezca
  c. se suavice
  d. se esmalte
  ____

20. El esmalte de gel _____.
  a. se espesa con el tiempo
  b. se afina con el tiempo
  c. no se seca de la misma manera que las lacas
  d. tiene olor
  ____

21. La cantidad de concentración de pigmento de color en un gel se denomina _____.
  a. viscosidad
  b. translucidez
  c. pigmentación
  d. opacidad
  ____

22. ¿Qué producto elimina la humedad y la pequeña oleosidad que queda en la superficie de la uña natural?
  a. Adhesivo para uñas
  b. Deshidratante de uñas
  c. Imprimante para geles
  d. Solución de limpieza
  ____

23. Si un cliente tiene uñas planas, ¿qué tipo de producto se recomienda?

a. Gel de construcción   c. Gel autonivelador

b. Gel adhesivo   d. Gel de brillo   ____

24. Durante un procedimiento de aplicación de gel, mantenga el pincel y el envase abierto de gel alejados de la luz solar, de las lámparas de gel y de _____.

a. las toallas de tela

b. los abrasivos de metal

c. las lámparas de mesa de espectro completo

d. los implementos para manicura   ____

25. La mayoría de las lámparas LED cura el gel cuatro veces más rápido que las lámparas UV. ¿Qué significan las letras *LED*?

a. Dirección de la energía de la luz

b. Diodos emisores de luz

c. Diodos de energía y luz

d. Diodos de energía luminiscente   ____

30 CÓMO PREPARARSE PARA LA CERTIFICACIÓN Y EL EMPLEO

1. El salón independiente típico tiene alrededor de
_____ puestos de peluquería.

- **a.** tres
- **b.** cinco
- **c.** diez
- **d.** cuarenta   ____

2. ¿Qué tipo de salón comparte un mismo nombre en el ámbito nacional y una imagen y fórmula comercial uniforme con salones de otros lugares?

- **a.** Cadena de salones en franquicia
- **b.** Spa de día
- **c.** Salón con precios razonables
- **d.** Spa médico   ____

3. El día del examen, es importante que llegue temprano con una actitud de confianza en usted mismo. Manténgase atento, calmado y _____.

- **a.** ansioso
- **b.** preparado para un recreo
- **c.** interesado en aprobar
- **d.** preparado para el desafío   ____

4. Después de hacer una visita a un salón, es importante enviar al representante del salón _____.

- **a.** una fotografía personal
- **b.** una carta de presentación
- **c.** una nota de agradecimiento
- **d.** un currículum vitae   ____

5. ¿Cuál de las siguientes preguntas puede formular legalmente un potencial empleador durante una entrevista?

- **a.** ¿Cuántos años tiene?
- **b.** ¿Está autorizado para trabajar en los Estados Unidos?
- **c.** ¿Cuál es su lengua materna?
- **d.** ¿Qué tipo de enfermedades o discapacidades tiene?   ____

6. Si hay algo que no entiende cuando lee las instrucciones del examen, debe _____.

- **a.** intentar averiguarlo por sus propios medios
- **b.** voltear el examen y realizar el examen otro día
- **c.** centrarse en las partes del examen que sí entiende
- **d.** preguntar al examinador   ____

7. Al responder preguntas de opción múltiple, _____.
   a. si dos opciones son opuestas, es probable que una sea la correcta
   b. debe dejar de leer las opciones cuando ve una que parece ser correcta
   c. las respuestas del tipo "todas las opciones anteriores", generalmente no son la opción correcta
   d. bajo ninguna circunstancia debe tratar de adivinar

8. ¿Cuál de las siguientes palabras corresponde a un ejemplo de expresión categórica?
   a. A veces   c. Igual
   b. Nunca   d. Bueno

9. Al hacer el examen práctico, ¿cuál de los siguientes comportamientos no es beneficioso?
   a. Observar otros exámenes prácticos antes de realizar el propio, si está autorizado a hacerlo.
   b. Seguir todos los procedimientos de control de infecciones y seguridad durante todo el examen.
   c. Centrarse en lo que hacen los demás candidatos mientras trabaja.
   d. Escuchar atentamente las instrucciones y seguirlas expresamente.

10. Tener la voluntad para realizar las acciones necesarias a fin de alcanzar una meta se conoce como _____.
    a. integridad   c. motivación
    b. entusiasmo   d. ética profesional

11. Al preparar su currículum vitae profesional, es recomendable que _____.
    a. lo haga de dos páginas
    b. se enfoque principalmente en las escuelas en las que ha estudiado
    c. omita información sobre sus habilidades profesionales
    d. se centre en la información relevante para el puesto que le interesa

12. El proceso por el cual se llega a conclusiones lógicas mediante el razonamiento lógico se denomina _____.
    a. intuición   c. suposición
    b. razonamiento   d. desciframiento
       deductivo   de información

13. _____ es un resumen escrito de la educación y la experiencia laboral de una persona.
    a. Una carpeta de   c. Una carta de
       antecedentes laborales   presentación
    b. Un historial personal   d. Un currículum vitae

14. La pregunta o el problema básico en una prueba se denomina _____.
a. raíz
b. respuesta
c. pregunta
d. pilar

____

15. ¿Cuál de estos términos se refiere a comprender las estrategias para realizar las pruebas con éxito?
a. Ética profesional
b. Orientado a los exámenes
c. Curtido en la calle
d. Razonamiento deductivo

____

16. _____ es un conjunto de fotografías y documentos que reflejan sus destrezas, logros y capacidades en la carrera que ha elegido.
a. Un currículum vitae
b. Una carta de presentación
c. Un acuerdo de empleo
d. Una carpeta de antecedentes laborales

____

17. Durante su carrera profesional, ¿cuándo es un buen momento para realizar logros significativos que fortalecerán su currículum vítae?
a. Después de graduarse
b. Después de obtener su primer puesto
c. Mientras está en la escuela de cosmetología
d. Después de alcanzar el éxito

____

18. ¿Cuál de los siguientes comportamientos no se considera un buen hábito de estudio?
a. Quedarse despierto hasta tarde y estudiar la noche anterior a un examen.
b. Leer detenidamente el contenido.
c. Desarrollar una lista detallada del vocabulario.
d. Organizar y revisar los materiales de la clase.

____

19. Tener _____ significa estar comprometido con un código sólido de valores morales y estéticos.
a. motivación
b. integridad
c. entusiasmo
d. una sólida ética profesional

____

20. ¿Qué tipo de salón tiene más probabilidades de ofrecer los servicios adicionales como masajes de 5 minutos en la cabeza, el cuello y los hombros mientras se realiza el lavado?
a. Salón de prestigio
b. Salón con servicios integrales a precios intermedios
c. Salón de alquiler de estación
d. Salón con servicios básicos a precios razonables

____

21. Cuando prepara su currículum vítae, utilice frases claras y concisas, y evite escribir en exceso o _____.

a. el lenguaje directo pertinente

b. los verbos de acción

c. la experiencia

d. las expresiones rebuscadas

22. Una carpeta de antecedentes laborales efectiva incluye cartas de recomendación de _____.

a. amigos

b. familiares

c. empleadores anteriores

d. vecinos

23. Se recomienda que cree una carpeta de antecedentes laborales digital o _____.

a. una presentación en línea de su trabajo

b. un resumen escrito de sus logros profesionales

c. una revisión limitada de sus logros

d. fotos del después de su trabajo

24. Meterse en el campo, visitar salones y hablar con sus propietarios, administradores, instructores y estilistas se conoce como _____.

a. visita

b. interactuar

c. crear redes de contactos

d. habla

25. ¿Cuál es el tercer paso en el proceso de obtención del empleo?

a. Elegir el salón

b. Solicitar una entrevista

c. Observar el salón

d. Presentarse para una entrevista espontánea

26. El atuendo para la entrevista debe estar a la moda y favorecer su figura, así como también ser similar _____ del salón.

a. al esquema de color

b. a los colores del logotipo

c. al atuendo de la clientela

d. al estilo

27. Los materiales de apoyo importantes que debe llevar a una entrevista incluyen el currículum vitae, la carpeta de antecedentes laborales y _____.

a. sus sugerencias de cambio

b. su historial médico

c. sus datos y cifras

d. su certificado de nacimiento

CAPÍTULO *31* EN EL EMPLEO

1. ¿A cuál de estas personas se recomienda que seleccione como modelo a seguir?
   - **a.** Un amigo
   - **b.** Otro estilista del salón
   - **c.** Un cliente
   - **d.** Un proveedor
   ____

2. Cuando trabaja en una empresa de servicios, la primera realidad es que su profesión gira en torno a _____.
   - **a.** servir a sus clientes
   - **b.** obtener ganancias
   - **c.** buscar su propia felicidad
   - **d.** ayudar a sus compañeros
   ____

3. ¿Cuál de los siguientes métodos de remuneración probablemente no se encuentre en la industria del salón?
   - **a.** Sueldo
   - **b.** Comisión
   - **c.** Sueldo más comisión
   - **d.** Sueldo menos propinas
   ____

4. Ser un buen integrante de equipo incluye _____.
   - **a.** enfocarse en su propio trabajo
   - **b.** ocultar el conocimiento
   - **c.** rehusarse a subordinarse
   - **d.** esforzarse por ayudar a los demás
   ____

5. El rango común para las comisiones es _____.
   - **a.** entre 15 y 25 por ciento
   - **b.** entre 20 y 30 por ciento
   - **c.** entre 25 y 60 por ciento
   - **d.** entre 50 y 80 por ciento
   ____

6. ¿Cuándo es el mejor momento para pensar en el regreso de su cliente al salón?
   - **a.** Antes de que llegue al salón
   - **b.** Mientras todavía se encuentra en el salón
   - **c.** Una vez que se haya ido del salón
   - **d.** Varios días después de que abandona el salón
   ____

7. ¿Cuál estructura de pago generalmente se usa para motivar a los empleados para que realicen más servicios y aumenten su productividad?
   a. Sueldo más comisión
   b. Sueldo más propinas
   c. Tarifa por hora
   d. Tarifa por semana

8. Internet es un medio poderoso para _____ y atraer nuevos clientes.
   a. compartir secretos
   b. desarrollar su reputación
   c. llegar a familiares perdidos
   d. mejorar sus habilidades

9. La práctica de recomendar y vender servicios adicionales a sus clientes se conoce como _____.
   a. incentivo
   b. venta al por menor
   c. venta agresiva
   d. mejoramiento de la factura

10. El término _____ se refiere al porcentaje de los ingresos que el salón percibe por los servicios que realiza un cosmetólogo en particular.
    a. sueldo
    b. salario
    c. comisión
    d. propina

11. ¿Cuál de los siguientes términos se refiere a los clientes que se mantienen fieles a un determinado cosmetólogo?
    a. Clientela
    b. Clientes de paso
    c. Leales
    d. Personal

12. _____ es un documento que detalla todas las obligaciones y responsabilidades de su puesto específico en un salón o spa.
    a. Un acuerdo de empleo
    b. Un currículum vitae
    c. Una descripción del cargo
    d. Un contrato de alquiler

13. El acto de recomendar y vender productos a los clientes para que usen en el hogar se conoce como _____.
    a. venta persuasiva
    b. facturación
    c. venta al por mayor
    d. venta al por menor

14. ¿Cuál de las siguientes estrategias contribuye a satisfacer las necesidades de sus clientes?
   a. Siempre póngase usted en primer lugar.
   b. Sea puntual.
   c. Diga lo que sea necesario para hacer una venta.
   d. Una vez que tenga un trabajo, deje de aprender y enfóquese solamente en el trabajo. _____

15. ¿Cuál de las siguientes informaciones no se suele incluir en una descripción del cargo?
   a. Todas las obligaciones del empleado
   b. Todas las responsabilidades del empleado
   c. Las actitudes que se espera que tenga el empleado
   d. Los detalles específicos del sueldo del empleado en cuestión _____

16. ¿Cuál de las siguientes opciones es el mejor método de remuneración para un profesional que recién comienza?
   a. Sueldo   **c.** Comisión
   b. Sueldo más comisión   **d.** Propinas _____

17. Si está en incumplimiento, significa que _____.
   a. abrió una línea de crédito   **c.** no pagó un préstamo
   b. fue despedido de su trabajo   **d.** pagó su cuentas a tiempo _____

18. ¿Cuál de los siguientes es un método recomendado para aumentar sus ingresos?
   a. Bajar los precios de sus servicios
   b. Gastar más dinero
   c. Tener menos venta al por menor
   d. Trabajar más horas _____

19. Para convertirse en un vendedor profesional, debe poder aplicar todos los siguientes principios de venta de productos, excepto:
   a. Familiarizarse con las características y los beneficios de los diversos servicios y productos que vende.
   b. Aplicar siempre un enfoque de venta agresiva, concentrándose en el motivo por el cual el cliente debe comprar el producto.
   c. Provocar interés y deseo en el cliente realizándole preguntas que determinen una necesidad.
   d. Conversar en un tono amistoso y relajado. _____

20. Hay graves consecuencias legales por no informar las propinas en efectivo como ingresos, entre las que se incluyen multas, un posible encarcelamiento y _____.
   a. un aumento del ingreso del seguro social al jubilarse
   b. una disminución de su poder para solicitar préstamos
   c. un aumento del aval de la Oficina laboral de cosmetología como una industria sustentable
   d. un aumento de la coincidencia de empleador de su cuenta de ahorro de 401 mil _____

21. Una vez que conoce los principios básicos de las ventas, también se sentirá bien porque brindará _____ a sus clientes.
   a. una sonrisa amistosa   **c.** un servicio valioso
   b. más productos que   **d.** un certificado de
   los necesarios   regalo _____

22. Una buena forma de comenzar una conversación sobre los productos de venta al por menor es _____.
   a. colocar el producto en las manos del cliente
   b. tener una iluminación tenue y sutil en el área de venta al por menor
   c. ofrecer promociones de venta raramente
   d. no compartir los beneficios de los productos porque los clientes no los comprenderán _____

23. Muéstrese dispuesto a hablar en público en cualquier lugar que lo ponga frente a las personas de su comunidad que _____.
   a. estén preparadas   **c.** sean amigos
   para escuchar   potenciales
   b. sean clientes potenciales   **d.** ya tengan un estilista _____

24. Realizar un seguimiento del destino del dinero ayuda a saber que _____.
   a. siempre tiene suficiente
   b. mantiene la confianza
   c. siempre tiene más de lo que necesita
   d. tiene una buena ética profesional _____

25. ¿Cuál de las siguientes estrategias no representa una técnica de comercialización que lo ayudará a ampliar su clientela?
   a. Apresurar los servicios para poder atender más clientes por día.
   b. Enviar tarjetas de cumpleaños a los clientes con ofertas especiales.
   c. Comenzar un programa de recomendaciones mediante tarjetas de presentación.
   d. Ser confiable, positivo y respetuoso con los clientes. _____

CAPÍTULO 32 — EL SALÓN COMO NEGOCIO

1. Al recopilar la información financiera adecuada para comprar un salón existente, suele ser útil consultar con un _____.
   a. diseñador de interiores
   b. abogado
   c. arquitecto
   d. contador público certificado _____

2. Otro nombre para un propietario individual que determina las políticas y tiene la última palabra en la toma de decisiones es _____.
   a. socio comercial
   b. accionista
   c. único propietario
   d. gerente _____

3. Los insumos que se utilizan todos los días en el negocio son _____.
   a. insumos minoristas
   b. insumos de consumo
   c. insumos del consumidor
   d. insumos de inventario _____

4. Los insumos que compra el salón para vendérselos a los clientes son _____.
   a. insumos minoristas
   b. insumos de consumo
   c. insumos de inventario
   d. insumos del cliente _____

5. Al planear y construir la mejor distribución física del salón, la principal preocupación debe ser _____.
   a. el esquema de color
   b. el mobiliario del salón
   c. la tapicería del salón
   d. la máxima eficiencia _____

6. Siempre debe ser su prioridad cumplir con, ¿cuál de las siguientes obligaciones financieras?
   a. Cuentas de servicios públicos
   b. Cuentas de proveedores
   c. Nómina
   d. Alquiler o hipoteca _____

7. ¿Cuál de las siguientes opciones se considera la mejor forma de publicidad para un salón?
   a. Anuncios en la radio
   b. Clientes satisfechos
   c. Anuncios televisivos
   d. Anuncios publicitarios en el periódico _____

8. _____ es un conjunto de puntos de referencia esenciales que, cuando se alcanzan, le ayudan a llevar a cabo su misión y visión.
   a. Una tarea
   b. Un resultado
   c. Una obligación
   d. Una meta _____

9. Al seleccionar una ubicación para su negocio, debe seleccionar una que _____.
   a. ofrezca un fácil acceso
   b. tenga un estacionamiento limitado
   c. esté aislada
   d. tenga poco tráfico

10. ¿Cuál es la cantidad mínima de accionistas permitida para que exista una corporación?
    a. Cero
    b. Uno
    c. Dos
    d. Tres

11. Si gestiona su salón en una construcción de su propiedad, no es necesario que adquiera, ¿cuál de los siguientes tipos de seguro?
    a. Seguro de responsabilidad civil
    b. Seguro por mala praxis
    c. Seguro de inquilino
    d. Seguro contra robo

12. ¿Cuál de los siguientes términos se refiere al personal o a los empleados?
    a. Personal
    b. Integrantes
    c. Clientes
    d. Acreedores

13. ¿Cuál de los siguientes aspectos no están cubiertos por los recursos humanos?
    a. Lo que puede o no puede decir al contratar a alguien.
    b. Lo que debe hacer al contratar a alguien.
    c. Lo que debe hacer cuando necesita aumentar las ventas.
    d. Cómo manejar a los empleados.

14. La reserva de citas, ¿es el trabajo principal de quién?
    a. El cosmetólogo
    b. El cliente
    c. El gerente
    d. El recepcionista

15. La primera meta de todas las empresas debe ser _____.
    a. mantener los clientes actuales
    b. atraer nuevos clientes
    c. remunerar a los empleados de manera justa
    d. actualizar los equipos existentes

16. ¿Qué parte del plan de negocios describe los niveles de administración y empleados y describe cómo se manejará el negocio desde el aspecto administrativo?
    a. Documentos financieros
    b. Plan organizacional
    c. Declaración de la misión y la visión
    d. Declaración de objetivos

17. ¿Qué parte de un plan de negocios resume su plan y estipula sus objetivos?
    a. Políticas del salón
    b. Plan de comercialización
    c. Declaración de objetivos
    d. Resumen ejecutivo ____

18. ¿Qué parte de un plan de negocios incluye los informes financieros proyectados, los informes reales y el análisis de los informes financieros?
    a. Plan organizacional
    b. Declaración de la misión y la visión
    c. Documentos financieros
    d. Políticas del salón ____

19. ¿Qué parte de un plan de negocios asegura que todos los clientes y empleados sean tratados de manera justa y coherente?
    a. Políticas del salón
    b. Documentos financieros
    c. Resumen ejecutivo
    d. Plan organizacional ____

20. ¿Qué parte de un plan de negocios es un panorama a largo plazo de lo que será el negocio y cómo lucirá cuando se llegue a ese punto?
    a. Declaración de la misión y la visión
    b. Declaración de objetivos
    c. Políticas del salón
    d. Plan de comercialización ____

21. ¿Qué parte de un plan de negocios describe toda la investigación obtenida relativa a los clientes a los que apuntará su empresa y a sus necesidades, gustos y hábitos?
    a. Plan organizacional
    b. Documentos financieros
    c. Plan de comercialización
    d. Resumen ejecutivo ____

22. ¿Qué parte de un plan de negocios incluye el currículum vitae del propietario, la información financiera personal, los contratos legales y otros acuerdos?
    a. Resumen ejecutivo
    b. Políticas del salón
    c. Documentos financieros
    d. Documentos de respaldo ____

23. ¿Qué parte de un plan de negocios es una descripción de las influencias estratégicas clave del negocio?
    a. Declaración de la misión y la visión
    b. Declaración de objetivos
    c. Documentos de respaldo
    d. Plan de comercialización ____

24. Un acuerdo para la compra de un salón ya establecido no suele incluir, ¿cuál de los elementos a continuación?
    a. Un análisis de los futuros costos de mantenimiento
    b. Una declaración del inventario y su valor
    c. Una auditoría financiera
    d. Una confirmación de la identidad del propietario ____

25. Los costos para crear incluso un salón pequeño en un espacio existente puede variar entre _____ por pie cuadrado.

    a. $5 y $15   **c.** $30 y $80

    b. $20 y $35   **d.** $75 y $125

26. Una forma de negocio en la que la firma que ya tiene éxito establece una relación contractual continua con otras empresas se denomina _____.

    a. propiedad única   **c.** franquicia

    b. corporación   **d.** sociedad de personas

27. La administración comercial adecuada depende del suficiente capital de inversión así como también de _____.

    a. los procedimientos comerciales adecuados

    b. un excelente servicio al cliente

    c. las destrezas computacionales mínimas

    d. el personal con capacitación básica

28. Alguien que está capacitado para realizar tareas que van desde registrar las ventas y desarrollar las nóminas, hasta generar informes de pérdidas y ganancias es _____.

    a. un contador con   **c.** una plena responsabilidad   recepcionista

    b. un director financiero   **d.** un gerente

29. Para un cosmetólogo que tiene una clientela considerable y constante y que no tiene que depender de la clientela general del salón para mantenerse ocupado, _____ puede ser una situación ideal.

    a. una franquicia

    b. una corporación S

    c. una sociedad de responsabilidad limitada

    d. el alquiler de estación

30. Con cada llamada, una respuesta graciosa y apropiada ayudará a construir _____.

    a. el trabajo   **c.** la reputación en equipo   del salón

    b. un ambiente   **d.** el nivel de energía tranquilo   del salón

Nota: los números de la página en cursiva se refieren a la ubicación de la respuesta en el libro de texto para los estudiantes.

Capítulo 1   HISTORIA Y OPORTUNIDADES PROFESIONALES

1. c, *7*	8. a, *7*	14. c, *10–11*	20. c, *10*
2. b, *7*	9. c, *8*	15. b, *12*	21. a, *17*
3. a, *7*	10. b, *9*	16. a, *12*	22. d, *11*
4. d, *9*	11. c, *9*	17. d, *16*	23. c, *12*
5. c, *9*	12. a, *9*	18. b, *17*	24. b, *11*
6. b, *8*	13. d, *11*	19. b, *17*	25. a, *11*
7. a, *8*			

Capítulo 2   HABILIDADES PRÁCTICAS

1. b, *27*	8. a, *33*	14. c, *23*	20. d, *23*
2. c, *32*	9. d, *31*	15. b, *24*	21. a, *24*
3. a, *22*	10. c, *29*	16. a, *24*	22. c, *25*
4. a, *22*	11. b, *23*	17. c, *24*	23. b, *27*
5. d, *23*	12. d, *24*	18. b, *23*	24. d, *32*
6. a, *30*	13. b, *24*	19. b, *24*	25. d, *24*
7. b, *34*			

Capítulo 3   SU IMAGEN PROFESIONAL

1. c, *40*	8. a, *39*	14. c, *40*	20. a, *43*
2. b, *42*	9. c, *40*	15. a, *41*	21. a, *43*
3. a, *44*	10. b, *39*	16. b, *42*	22. d, *43*
4. d, *38*	11. d, *39*	17. d, *42*	23. b, *43*
5. b, *42*	12. a, *40*	18. b, *41*	24. c, *44*
6. a, *39*	13. b, *40*	19. c, *43*	25. b, *41*
7. c, *42*			

Capítulo 4   COMUNICACIÓN PARA ALCANZAR EL ÉXITO

1. c, *48*	8. d, *56*	14. b, *63*	20. b, *51*
2. b, *60*	9. a, *59*	15. c, *63*	21. c, *56*
3. d, *48*	10. d, *61*	16. b, *50*	22. b, *59*
4. c, *56*	11. c, *62*	17. a, *50*	23. b, *60*
5. b, *49*	12. b, *62*	18. c, *54*	24. a, *50*
6. a, *49*	13. a, *61*	19. a, *54*	25. b, *58*
7. c, *50*			

Capítulo 5   CONTROL DE INFECCIONES: PRINCIPIOS Y PRÁCTICAS

1. a, *77*	3. a, *77*	5. a, *76*	7. a, *78*
2. d, *77*	4. c, *77*	6. c, *78*	8. c, *79*

9. b, *79*   26. d, *74*   43. d, *96*   60. b, *80*
10. c, *84*   27. b, *72*   44. a, *103*   61. d, *80*
11. a, *84*   28. c, *82*   45. b, *104*   62. d, *81*
12. d, *74, 86* 29. b, *83*   46. b, *81*   63. c, *83*
13. c, *93*   30. d, *89*   47. d, *76*   64. c, *78*
14. c, *71*   31. d, *84*   48. d, *78*   65. b, *81*
15. d, *88*   32. c, *86*   49. c, *78*   66. d, *83*
16. b, *104*   33. a, *88*   50. b, *78*   67. a, *81*
17. b, *93*   34. d, *88*   51. a, *80*   68. c, *81*
18. a, *93*   35. b, *88*   52. b, *75*   69. b, *81*
19. d, *72*   36. b, *88*   53. b, *72*   70. a, *72*
20. b, *100*   37. d, *110*   54. d, *76*   71. d, *75*
21. a, *100*   38. c, *90*   55. c, *85*   72. b, *77*
22. b, *82*   39. b, *92*   56. a, *81*   73. c, *81*
23. d, *87*   40. a, *73*   57. d, *81*   74. b, *86*
24. b, *97*   41. b, *93*   58. b, *81*   75. a, *89*
25. b, *71*   42. c, *94*   59. c, *81*

Capítulo 6   ANATOMÍA Y FISIOLOGÍA GENERAL

1. b, *115*   15. d, *122*   29. a, *125*   43. d, *143*
2. c, *116*   16. a, *120*   30. c, *131*   44. b, *132*
3. b, *116*   17. c, *122*   31. b, *132*   45. d, *118*
4. c, *116*   18. b, *123*   32. c, *129*   46. a, *138*
5. a, *115*   19. a, *126*   33. a, *132*   47. d, *137*
6. d, *117*   20. d, *126*   34. d, *131*   48. b, *122*
7. b, *117*   21. d, *128*   35. b, *134*   49. d, *128*
8. d, *117*   22. b, *129*   36. c, *134*   50. a, *140*
9. b, *119*   23. c, *133*   37. b, *135*   51. c, *118*
10. c, *121*   24. b, *136*   38. a, *138*   52. a, *118*
11. a, *143*   25. a, *136*   39. d, *139*   53. d, *115*
12. b, *120*   26. b, *124*   40. c, *130*   54. d, *128*
13. a, *119*   27. c, *125*   41. b, *132*   55. b, *137*
14. b, *121*   28. d, *130*   42. a, *137*

Capítulo 7   ESTRUCTURA, CRECIMIENTO Y NUTRICIÓN
DE LA PIEL

1. b, *154*   10. b, *158*   19. b, *164*   28. a, *160*
2. a, *155*   11. a, *159*   20. a, *162*   29. b, *161*
3. a, *155*   12. d, *159*   21. c, *163*   30. c, *157*
4. d, *156–157* 13. d, *160–161* 22. c, *164*   31. b, *161*
5. a, *156*   14. d, *163*   23. b, *165*   32. a, *156*
6. c, *157*   15. b, *165*   24. d, *165*   33. d, *156*
7. a, *157*   16. c, *156*   25. a, *162*   34. a, *161*
8. d, *158*   17. d, *155*   26. c, *157*   35. d, *156*
9. c, *158*   18. a, *162*   27. d, *156*

Capítulo 8 ENFERMEDADES Y TRASTORNOS DE LA PIEL

1. d, *186*	10. b, *182*	19. c, *187*	28. b, *176*
2. c, *188*	11. c, *173*	20. b, *190*	29. c, *175*
3. a, *174*	12. d, *178*	21. d, *175*	30. d, *174*
4. d, *176*	13. c, *180*	22. b, *178*	31. b, *183*
5. a, *178*	14. a, *181*	23. a, *174*	32. a, *184*
6. c, *177*	15. b, *178*	24. d, *179*	33. c, *187*
7. a, *179*	16. d, *184*	25. b, *177*	34. b, *189*
8. b, *180*	17. c, *185*	26. a, *179*	35. b, *179*
9. d, *180*	18. b, *185*	27. a, *175*	

Capítulo 9 ESTRUCTURA Y CRECIMIENTO DE LAS UÑAS

1. c, *198*	8. b, *203*	14. b, *200*	20. c, *203*
2. a, *199*	9. a, *202*	15. d, *201*	21. a, *200*
3. b, *200*	10. d, *198*	16. c, *201*	22. b, *199*
4. a, *199*	11. c, *198*	17. c, *200*	23. d, *201*
5. b, *201*	12. a, *198*	18. b, *202*	24. d, *200*
6. d, *201*	13. c, *199*	19. c, *203*	25. c, *200*
7. c, *200*			

Capítulo 10 ENFERMEDADES Y TRASTORNOS DE LAS UÑAS

1. a, *208*	9. b, *212*	17. c, *214*	25. d, *212*
2. b, *211*	10. c, *215*	18. a, *213*	26. a, *214*
3. b, *216*	11. a, *218*	19. d, *212–213*	27. b, *214*
4. d, *216*	12. b, *214*	20. c, *213*	28. c, *214*
5. c, *214*	13. d, *210*	21. b, *209*	29. b, *218*
6. b, *211*	14. c, *209*	22. b, *210*	30. a, *218*
7. c, *214*	15. b, *209*	23. a, *210*	
8. c, *208–209*	16. a, *210*	24. c, *211*	

Capítulo 11 PROPIEDADES DEL CABELLO Y DEL CUERO CABELLUDO

1. b, *224*	14. c, *232*	27. c, *228*	40. c, *227*
2. c, *224*	15. b, *242*	28. d, *233*	41. d, *240*
3. a, *225*	16. a, *244*	29. b, *233*	42. c, *241*
4. c, *225*	17. d, *244*	30. d, *233*	43. b, *242*
5. b, *225*	18. c, *245*	31. c, *233*	44. d, *243*
6. d, *225*	19. b, *247*	32. a, *234*	45. d, *243*
7. c, *226*	20. d, *232*	33. d, *234*	46. a, *226*
8. b, *227*	21. d, *233*	34. d, *235*	47. c, *225*
9. a, *232*	22. c, *232–233*	35. c, *235*	48. a, *228*
10. d, *227*	23. a, *237*	36. a, *236*	49. d, *227*
11. b, *228*	24. c, *238*	37. a, *237*	50. c, *236*
12. a, *230*	25. b, *239*	38. b, *239*	51. b, *238*
13. a, *230*	26. a, *225*	39. d, *239*	52. c, *239*

Capítulo 12   CONCEPTOS BÁSICOS DE QUÍMICA

Capítulo 13   CONCEPTOS BÁSICOS DE ELECTRICIDAD

Capítulo 14   PRINCIPIOS DEL DISEÑO DE PEINADOS

Capítulo 15   CUIDADO DEL CUERO CABELLUDO, USO DE CHAMPÚS Y ACONDICIONADORES

21. a, *336*
22. d, *336*
23. c, *339*
24. a, *340*
25. b, *343*

26. a, *330*
27. b, *330*
28. d, *324*
29. c, *332*
30. b, *332*

31. a, *332*
32. a, *333*
33. c, *333*
34. c, *330*
35. d, *337*

36. b, *335*
37. a, *333*
38. c, *329*
39. b, *327*
40. d, *330*

Capítulo 16 CORTE DE CABELLO

1. c, *360*
2. b, *362*
3. c, *362*
4. d, *362*
5. c, *363*
6. a, *364-365*
7. b, *366*
8. b, *367*
9. d, *363*
10. d, *368*
11. b, *371*
12. c, *379*
13. a, *380*
14. b, *381*
15. d, *381*
16. b, *382*
17. a, *384*
18. c, *385*
19. b, *390*

20. d, *393*
21. c, *394*
22. a, *396*
23. d, *396*
24. b, *401*
25. a, *373*
26. c, *358*
27. a, *363*
28. d, *364*
29. b, *373*
30. b, *380*
31. d, *389*
32. a, *366*
33. d, *367*
34. c, *367*
35. b, *368*
36. d, *368*
37. d, *370*
38. a, *371*

39. c, *372*
40. a, *373*
41. d, *376*
42. d, *378*
43. a, *378*
44. d, *380*
45. b, *387*
46. b, *370, 392*
47. d, *394*
48. b, *401*
49. c, *403*
50. a, *358*
51. c, *359*
52. b, *359*
53. c, *359*
54. a, *359*
55. d, *360*
56. b, *361*
57. a, *361*

58. b, *362*
59. a, *361*
60. d, *362*
61. d, *362*
62. a, *362*
63. b, *387*
64. c, *374*
65. d, *375*
66. b, *376*
67. a, *377*
68. c, *381*
69. b, *383*
70. d, *384*
71. c, *388*
72. a, *389*
73. c, *394*
74. d, *400*
75. b, *363*

Capítulo 17 PELUQUERÍA

1. c, *444*
2. b, *445*
3. d, *446*
4. a, *446*
5. d, *447*
6. a, *447*
7. b, *448*
8. c, *449*
9. c, *451*
10. d, *451*
11. a, *452*
12. b, *454*
13. d, *458*
14. c, *459*
15. b, *459*
16. c, *462*
17. a, *467*

18. a, *467*
19. b, *469*
20. b, *473*
21. c, *461*
22. a, *451*
23. c, *452*
24. d, *473*
25. a, *453*
26. d, *456*
27. b, *456*
28. d, *457*
29. c, *460*
30. d, *461*
31. a, *462*
32. c, *463*
33. b, *465*

34. b, *465*
35. a, *468*
36. a, *468*
37. a, *469*
38. b, *448*
39. c, *448*
40. d, *448*
41. a, *449*
42. d, *449*
43. b, *450*
44. c, *450*
45. a, *452*
46. b, *452*
47. d, *454*
48. c, *454*
49. c, *457*

50. b, *457*
51. d, *458*
52. a, *458*
53. a, *444*
54. c, *448*
55. b, *451*
56. a, *451*
57. b, *453*
58. d, *447*
59. c, *457*
60. a, *459*
61. b, *465*
62. d, *470*
63. c, *471*
64. a, *472*
65. b, *473*

Capítulo 18 TRENZAS Y EXTENSIONES TRENZADAS

1. c, 528	11. a, 528	21. b, 542	31. c, 534
2. d, 539	12. b, 532	22. d, 532	32. d, 536
3. b, 539	13. b, 533	23. a, 531	33. a, 538
4. b, 531	14. c, 535	24. c, 532	34. d, 532
5. a, 533–534	15. c, 536	25. a, 538	35. b, 533
6. d, 534	16. b, 540	26. b, 532	36. c, 529
7. c, 535	17. a, 542	27. d, 532	37. a, 530
8. a, 537	18. b, 542	28. c, 532	38. b, 539
9. b, 537	19. d, 542	29. b, 537	39. d, 540
10. d, 543	20. c, 536	30. a, 532	40. c, 541

Capítulo 19 PELUCAS Y ADICIONES DE CABELLO

1. a, 573	10. d, 591	19. d, 577	28. b, 574
2. c, 575	11. b, 574	20. b, 584	29. d, 576
3. d, 580	12. a, 581	21. c, 579	30. a, 579
4. b, 580	13. c, 581	22. a, 586	31. d, 588
5. c, 578	14. b, 585	23. c, 578	32. b, 585
6. a, 582	15. d, 588	24. d, 576	33. c, 582
7. b, 582	16. b, 590	25. a, 577	34. a, 582
8. a, 588	17. b, 592	26. b, 577	35. a, 581
9. d, 589	18. a, 584	27. c, 576	

Capítulo 20 SERVICIOS DE TEXTURA QUÍMICA

1. b, 598	18. a, 610	34. b, 603	50. c, 613
2. c, 599	19. d, 611	35. c, 599	51. b, 667
3. b, 599	20. a, 604	36. d, 614	52. d, 600
4. d, 602	21. b, 599	37. b, 600	53. a, 619
5. a, 612	22. a, 602	38. a, 612	54. c, 601
6. b, 612	23. c, 603	39. b, 618	55. b, 603
7. a, 602	24. d, 604	40. d, 621	56. d, 603
8. a, 604	25. b, 604	41. c, 599	57. b, 604
9. c, 604	26. d, 605	42. b, 612	58. a, 604
10. b, 605	27. a, 606	43. d, 611	59. d, 604
11. d, 608	28. c, 616	44. a, 614	60. c, 605
12. a, 617	29. b, 618	45. c, 617	61. a, 606
13. b, 618	30. a, 618	46. a, 610	62. b, 608
14. a, 622	31. d, 620	47. b, 618	63. c, 608
15. c, 620	32. a, 610	48. a, 599	64. d, 618
16. b, 620	33. c, 610	49. d, 611	65. b, 622
17. c, 601			

Capítulo 21 COLORACIÓN DEL CABELLO

1. a, 672	20. b, 694	39. d, 684	58. d, 673
2. c, 672	21. a, 695	40. c, 673	59. c, 695
3. d, 672	22. d, 699	41. a, 695	60. b, 683
4. b, 673	23. a, 702	42. d, 682	61. a, 692
5. b, 678	24. b, 702	43. b, 685	62. d, 674
6. a, 678	25. c, 704	44. a, 698	63. a, 676
7. d, 678	26. a, 696	45. d, 673	64. b, 679
8. c, 676	27. c, 706	46. b, 691	65. c, 680
9. d, 676	28. d, 707	47. c, 684	66. b, 682
10. a, 676	29. c, 678	48. b, 683	67. b, 683
11. b, 676	30. a, 678	49. d, 682	68. d, 689
12. c, 676	31. b, 679	50. c, 693	69. c, 692
13. d, 677	32. d, 681	51. c, 672	70. c, 699
14. d, 680	33. b, 686	52. a, 705–706	71. a, 700
15. b, 680	34. c, 685	53. a, 683	72. c, 701
16. a, 681	35. a, 691	54. c, 706	73. b, 705
17. b, 681	36. b, 693	55. d, 699	74. d, 706
18. d, 684	37. d, 697	56. b, 675	75. a, 694
19. c, 685	38. b, 678	57. a, 693	

Capítulo 22 DEPILACIÓN

1. c, 739	8. a, 747	14. d, 745	20. a, 746
2. b, 744	9. d, 756	15. b, 743	21. b, 746
3. b, 744	10. c, 760	16. a, 742–743	22. d, 744
4. a, 745	11. a, 746	17. b, 738	23. a, 738
5. c, 746	12. b, 744	18. d, 746	24. c, 743
6. a, 747	13. c, 746	19. c, 746	25. d, 744
7. d, 747			

Capítulo 23 FACIALES

1. a, 772	14. a, 782	27. a, 779	40. d, 767
2. b, 772	15. c, 782	28. a, 777	41. c, 776
3. a, 773	16. b, 783	29. d, 773	42. a, 774
4. d, 773	17. b, 788	30. b, 779	43. d, 768
5. c, 773	18. c, 789	31. c, 773	44. b, 772
6. b, 773	19. a, 790	32. b, 775	45. d, 774
7. d, 774	20. d, 795	33. a, 789	46. a, 778
8. a, 774	21. a, 768	34. c, 773	47. b, 779
9. c, 775	22. c, 774	35. d, 777	48. c, 781
10. a, 776	23. b, 777	36. a, 778	49. b, 782
11. d, 778	24. d, 778	37. b, 782	50. d, 782
12. c, 780	25. c, 778	38. c, 776	
13. d, 781	26. b, 779	39. b, 780	

Capítulo 24 MAQUILLAJE FACIAL

1. b, *813*	10. a, *827*	19. a, *812*	28. a, *816*
2. b, *818*	11. d, *820*	20. b, *816*	29. c, *817*
3. d, *823*	12. b, *823*	21. d, *815*	30. b, *834*
4. c, *818*	13. d, *823*	22. c, *815*	31. a, *816*
5. a, *828, 830*	14. c, *826*	23. a, *813*	32. d, *821*
6. c, *821*	15. a, *827*	24. b, *814*	33. c, *822*
7. d, *832*	16. c, *814*	25. b, *815*	34. b, *824*
8. c, *824*	17. b, *814*	26. c, *813*	35. c, *828*
9. b, *825*	18. d, *816*	27. d, *831*	

Capítulo 25 CUIDADO DE LAS UÑAS

1. b, *852*	10. b, *853*	19. b, *854*	28. d, *872*
2. a, *860*	11. d, *856*	20. c, *873*	29. a, *853*
3. b, *864*	12. a, *861*	21. a, *856*	30. d, *858*
4. c, *861*	13. d, *861*	22. d, *866*	31. c, *865*
5. d, *863*	14. c, *862*	23. b, *872*	32. b, *869*
6. c, *869*	15. b, *862*	24. a, *860*	33. b, *869*
7. a, *851*	16. c, *863*	25. c, *857*	34. a, *869*
8. c, *859*	17. c, *864*	26. d, *872*	35. c, *875*
9. d, *852*	18. d, *872*	27. b, *857*	

Capítulo 26 PEDICURA

1. c, *915*	8. b, *908*	14. b, *912*	20. a, *905*
2. b, *904*	9. c, *911*	15. d, *914*	21. a, *908*
3. c, *908*	10. a, *915*	16. a, *906*	22. c, *910–911*
4. a, *914*	11. a, *904*	17. c, *906*	23. d, *911*
5. d, *916*	12. c, *909*	18. b, *905*	24. c, *912*
6. b, *901*	13. d, *911–912*	19. c, *913*	25. d, *916*
7. a, *903–904*			

Capítulo 27 UÑAS POSTIZAS Y APLIQUES

1. b, *928*	8. b, *934*	14. d, *932*	20. a, *934*
2. a, *929*	9. d, *940*	15. c, *932*	21. d, *929*
3. b, *930*	10. b, *929*	16. b, *932*	22. c, *929*
4. d, *931*	11. a, *932*	17. d, *930*	23. b, *934*
5. d, *932*	12. c, *930*	18. b, *933*	24. a, *934*
6. c, *932*	13. a, *932*	19. c, *933*	25. d, *929–930*
7. d, *929*			

Capítulo 28 REALCES PARA UÑAS DE MONÓMERO LÍQUIDO Y POLÍMERO EN POLVO

1. b, *952*	10. a, *963*	19. d, *956*	28. c, *963*
2. b, *953*	11. a, *961*	20. a, *956*	29. b, *963*
3. a, *955*	12. c, *962*	21. c, *959*	30. a, *964*
4. c, *960*	13. b, *954*	22. a, *963*	31. d, *958*
5. d, *961*	14. d, *953*	23. b, *963*	32. c, *966*
6. c, *969*	15. b, *952*	24. d, *954*	33. b, *966*
7. d, *957*	16. d, *952*	25. c, *955*	
8. b, *958*	17. a, *954*	26. c, *959*	
9. c, *961*	18. b, *956*	27. a, *960*	

Capítulo 29 GELES CURADOS CON LUZ

1. c, *988–989*	8. d, *991*	14. c, *989*	20. c, *992*
2. b, *998*	9. a, *991*	15. c, *992*	21. d, *993*
3. d, *998*	10. d, *989*	16. b, *992*	22. b, *994*
4. a, *992*	11. b, *992*	17. d, *997*	23. a, *996*
5. c, *1004*	12. a, *1001*	18. a, *998*	24. c, *995, 998*
6. b, *990*	13. d, *1001*	19. b, *989–990*	25. b, *997*
7. c, *991*			

Capítulo 30 CÓMO PREPARARSE PARA LA CERTIFICACIÓN Y EL EMPLEO

1. b, *1033*	8. b, *1029*	15. b, *1027*	22. c, *1040*
2. a, *1035*	9. c, *1030–1031*	16. d, *1040*	23. a, *1041*
3. d, *1028*	10. c, *1033*	17. c, *1037*	24. c, *1043*
4. c, *1044*	11. d, *1036*	18. a, *1027*	25. b, *1045*
5. b, *1051*	12. b, *1029*	19. b, *1033*	26. d, *1047*
6. d, *1028*	13. d, *1036*	20. a, *1035*	27. c, *1048*
7. a, *1030*	14. a, *1029*	21. d, *1038*	

Capítulo 31 EN EL EMPLEO

1. b, *1062*	8. b, *1073*	14. b, *1058*	20. b, *1064*
2. a, *1058*	9. d, *1067*	15. d, *1060*	21. c, *1069*
3. d, *1060*	10. c, *1061*	16. a, *1061*	22. a, *1071*
4. d, *1059*	11. a, *1065, 1067*	17. c, *1064*	23. b, *1073*
5. c, *1061*	12. c, *1060*	18. d, *1065, 1067*	24. a, *1065*
6. b, *1073*	13. d, *1067*	19. b, *1069–1070*	25. a, *1072*
7. a, *1061*			

Capítulo 32   EL SALÓN COMO NEGOCIO

1. d, *1081*	9. a, *1081*	17. d, *1084*	25. d, *1091*
2. c, *1082*	10. b, *1083*	18. c, *1084*	26. c, *1083*
3. b, *1088*	11. c, *1086*	19. a, *1084*	27. b, *1087*
4. a, *1088*	12. a, *1091*	20. a, *1084*	28. a, *1087*
5. d, *1090*	13. c, *1093*	21. c, *1084*	29. d, *1089*
6. c, *1093*	14. d, *1094*	22. d, *1084*	30. c, *1095*
7. b, *1097*	15. a, *1099*	23. b, *1084*	
8. d, *1080*	16. b, *1084*	24. a, *1085*	

NOTAS